# 看護系のための
# 統計入門

服部雄一 著

培風館

本書の無断複写は，著作権法上での例外を除き，禁じられています．
本書を複写される場合は，その都度当社の許諾を得てください．

# はじめに

　本書は，筆者が神戸市看護大学看護学部の学生へ開講している統計解析関連科目と大学院(博士前期課程)での看護情報システムに関する開講科目をもとに，主として看護系の学生を対象にまとめた統計入門書です．内容は，いわゆる統計学の難しい理論を学習することよりも実践的な内容を必要最低限にしぼって記述し，説明しています．

　看護系の学生は看護学実習などで大変忙しく，ほかの理工系(情報系を含む)の学生と比較して，統計学の本をゆっくりと読み，そして理解する時間をなかなかとれないと思われます．また，その他の医療系，薬学系の学生や従事者も同様と思われます．そこで本書では，高校で"統計処理"について学んでいなくても読み進められ，統計学を初めて学ぶ学生や医療従事者にも対応できるよう，基本的な最低限修得してほしい内容とし，授業以外の時間を有効利用できるよう自習も可能なように工夫しています．そのため，各章の冒頭に理解すべき内容や項目を明記し，さらに本文(第1章から第4章まで)は数学的な内容を極力おさえ，看護系のための基本的な統計手法(処理)を理解できるようにしています．

　本書には次のような特色があります．
(1) 短時間の学習で基本的な統計処理を効率よく理解できるように，重要な事項にしぼって説明しています．
(2) 基本的な数式などは記述しますが，その内容は簡潔でしかも完全には理解しなくても，直観的かつ具体的にわかるように説明しています．
(3) 記述統計と推測統計の違いをわかりやすく説明しています．
(4) エクセルを普通の電卓(関数電卓でなく)のように使うことにより，簡単な基本統計量(平均，分散など)の求め方を説明しています．

本文 (第 1 章から第 4 章) でも十分に統計的な考え方が身につけられますが，エクセルでの解法に興味関心がある方のために，巻末の付録の「A-1 エクセルの関数による計算」では，本文の第 1 章から第 4 章の例について，エクセルの関数でもって解く方法・手順を説明します．エクセルは 2007 を使っていますが，データ分析の過程を理解するためにエクセル 2007 のアドインとして分析ツールを使わずに，またエクセルの関数は基本的なものとしていることから，エクセル 2000 以降のどのバージョンでもほぼ同じように使用できます．また，付録「A-2 数学的背景」では，本文中で用いられる分布を数式で説明しています．

　十分に注意して執筆したつもりですが，不備な点があるかもしれません．読者の皆様のご指摘，ご叱正をお願いいたします．おわりに，執筆にあたっては，著者が編纂した「確率統計入門 —— わかりやすい応用例で学ぶ」(培風館，2008) を参考にしました．定理などの引用を快諾していただいた同書の著者に深謝します．培風館の岩田誠司氏には本書の執筆の機会を与えていただいたこと，そして編集・校正等完成まで全般にわたって大変お世話になりました．あわせて深謝いたします．

　2012 年 3 月

著者しるす

# 目　次

**1. 統計処理の概要** ..... *1*
　1-1　なぜ統計処理が必要か ................................................. 1
　　　1-1-1　平均・中央値・分散　　1
　　　1-1-2　度数分布表　　7
　1-2　記述統計と推測統計の違い ........................................ 10
　　　1-2-1　母集団と標本　　10
　　　1-2-2　記述統計が対象とする母集団と推測統計が対象とする母集団　　12
　1-3　資料の整理とわかりやすい統計資料作成のためのグラフ化 ... 12
　1-4　エクセルを電卓の代わりに使って簡単な基本統計量を計算してみよう ............................................................... 16

**2. 標本から母集団の何がわかるか** ..... *23*
　2-1　分布と確率変数 ...................................................... 23
　2-2　母集団分布と標本分布 ............................................. 29
　2-3　母平均と母分散 ...................................................... 30
　2-4　標本平均の分布・標本分散と不偏分散の違い .................. 30

**3. 統計的検定とは** ..... *39*
　3-1　二つの物事(現象)が独立しているか検定してみよう ............ 39
　3-2　二つの母集団の分散が異なっているか検定してみよう ......... 51
　3-3　二つの母集団の平均に差があるか検定してみよう .............. 59
　　　3-3-1　二つの母集団間の母分散が等しく1対1の対応がない場合　　59
　　　3-3-2　二つの母集団間の母分散が等しくなく1対1の対応がない場合　　64

   3-3-3 二つの母集団間に 1 対 1 の対応がある場合  69
 3-4 まとめ：統計的検定の手順 ……………………………………… 72

## 4. 相関係数とは  *75*
 4-1 原因と結果 (因果関係) と相関があるなしの違い ……………… 75
 4-2 母集団の相関係数の推定値と散布図 ……………………………… 76
 4-3 母集団で 2 変量間に相関性がないかどうか (無相関) 検定して
   みよう ………………………………………………………………… 83

## 付　録  *87*
 A-1 エクセルの関数による計算 ……………………………………… 87
   A-1-1 平均・分散の計算・中央値の求め方  87
   A-1-2 度数分布表とヒストグラムの作成，標準偏差の計算  90
   A-1-3 標本分散と不偏分散の計算  100
   A-1-4 独立性の検定  101
   A-1-5 等分散の検定  102
   A-1-6 二つの母集団間の平均 (母平均) の差の検定  103
   A-1-7 散布図と標本相関係数・無相関の検定  108
 A-2 数学的背景 ………………………………………………………… 113
   A-2-1 $\chi^2$-分布とは  113
   A-2-2 正規分布とは  113
   A-2-3 独立性の検定とは  114
   A-2-4 F-分布とは  115
   A-2-5 t-分布とは  115
   A-2-6 1 対 1 対応がある場合の統計量の分布  118

**章末問題解答例**  *119*
**参　考　文　献**  *129*
**付　　　表**  *131*
**索　　　引**  *139*

# 1
# 統計処理の概要

　この章では，世の中のあらゆるところで統計処理が有効な手段として頻繁に用いられている理由，統計処理の第一歩としてのデータのグラフ化や，簡単な「基本統計量」について説明します．

> ① なぜ統計処理が必要なのか理解する．
> ② 記述統計と推測統計という2種類の統計処理があることを理解する．
> ③ データのグラフ化はわかりやすい統計資料となることを理解する．
> ④ 基本統計量の計算ができるようにする．

## 1-1　なぜ統計処理が必要か

　自然科学分野はもちろんのこと，社会科学などさまざまな分野でデータの統計処理が行われています．もちろん，看護学系や医療系も例外ではありません．近年，大量なデータを処理し，さまざまな特性(平均などの代表値)を取り出すためのツールとして，統計処理は，ハードウェアとソフトウェアの格段の進歩と，基本となる数学理論である確率論や統計学を応用して，現実の現象をよりよく理解するための手法としての必要性を増しています．

　この章では，簡単な例でもって統計処理の初歩を学び，統計処理の必要性を理解しましょう．

### 1-1-1　平均・中央値・分散

　まず，得られたデータそのものからそのデータの特性を知る方法を**記述統計**といいます．記述統計は統計処理の一種です．次の例1-1でもってデータの特性をどう求めるかを考えます．

●例 1-1 (入院患者の収縮期血圧のデータの代表値)　ある病院 (A 病院とします) の入院患者は全員で 20 名です．ある日に患者全員の血圧を測定したところ，次のようなデータ (表 1-1) を得ました．この値から，なんらかの特徴的な事項，たとえば，A 病院がある地域以外との血圧の違い (食生活や生活習慣などの違いなど)，他の地域と比較して血圧が高い患者が多いのかそれとも少ないのか，などを知りたいとします．

表 1-1　A 病院の入院患者全体 (20 名) の収縮期血圧 (mmHg)

| | |
|---|---|
| 134 | 123 |
| 112 | 159 |
| 99  | 127 |
| 105 | 144 |
| 171 | 128 |
| 114 | 128 |
| 143 | 150 |
| 115 | 150 |
| 98  | 120 |
| 137 | 136 |

そこで，集団の特性を代表する値 (**代表値**といいます) としてよく用いられている，**平均** (平均値という場合もあります) と**中央値** (データを大きい順に並べ替えたときのちょうど真ん中の値) が，この入院患者の収縮期血圧のデータの代表値としてふさわしいと考えられるので，それらを求めてみます．

　平均　平均は，それぞれの値 (この例では収縮期血圧) が起こりうる確率が均等である $\frac{1}{個数}$ として，その値とかけあわせたもののすべての和 (**総和**といいます) で，代表値としてはもっとも広く受け入れられている数値です．

では，入院患者全体の血圧の平均を求めてみます．先にデータの合計を計算します．表 1-1 の左上の値 134 から右下の値 136 までの総和 (合計) は

$$134 + 112 + \cdots + 120 + 136 = 2593$$

となりますので，平均は，この値を患者数 20 (名) で割って，

$$平均 = \frac{2593}{20} = 129.65 \quad [\mathrm{mmHg}]$$

## 1-1 なぜ統計処理が必要か

となります.

ここで，平均を求めるための一般的な数式での表現を与えておきましょう．集団の個数が $n$ の場合，そのデータをそれぞれ $x_1, x_2, \cdots, x_n$ として表し，平均を $\bar{x}$ (エックス バー) と表すと

公式
$$\bar{x} = \frac{1}{n}(x_1 + x_2 + \cdots + x_n) \qquad (1.1)$$

と表されます[1]．

中央値 　次に，**中央値** (メジアンともいいます) は，データを小さい順 (昇順ともいいます) に並べたとき，「データのちょうど中央にある値」です．ただし，データ数が奇数の場合は 1 つに決まりますが，偶数の場合はちょうど真ん中の数値がないので決められません．そこで偶数の場合には，「小さい順に並べたデータを二つに分けた際の前半の部分の最大値と，後半の部分の最小値を足して 2 で割ったもの」です (表 1-2 参照)．比較的大きい値が 1 つ以上あるときなど，平均が集団の特性を表すのにはかなり偏ったものになる場合，中央値は集団の特性を非常によく表すことがあります．

**表 1-2** 中央値の求め方の例

| | データ数が奇数 | データ数が偶数 | |
|---|---|---|---|
| | データ A | データ B | データ C |
| | 1 | | |
| | 2 | 1 | 1 |
| ちょうど中央 → | 3 | ② | ② |
| | 4 | ③ | ② |
| | 5 | 4 | 3 |
| 中央値 | 3 | $\frac{②+③}{2}=2.5$ | $\frac{②+②}{2}=2$ |

← データを二分

---

1) 総和を表す記号 $\sum$ (シグマ) を使うと $x_1 + x_2 + \cdots + x_n = \sum_{i=1}^{n} x_i$ と書けるので，平均 $\bar{x}$ は次の簡略な表現になります．

$$\bar{x} = \frac{1}{n}\sum_{i=1}^{n} x_i \qquad (1.1)'$$

たとえば，表 1-1 の収縮期血圧のデータ数は 20 で偶数です．まず，小さい順に並べ替え，20 個の半分である 10 個で分けます．

```
前半：  98   99  105  112  114  115  120  123  127 (128)
後半： [128] 134  136  137  143  144  150  150  159  171
```

小さいほうの並び (前半) の最大値が 128 で，大きいほうの並び (後半) の最小値が 128 ですので，中央値は

$$中央値 = \frac{(128) + [128]}{2} = 128 \quad [\text{mmHg}]$$

となります． □

ところで，平均や中央値が代表値としての意味があるのは直観的にわかりますが，二つの集団があった場合に，その平均が同じだから集団として同じ特性をもっているといえるかどうかはわかりません．そこで次にこれについて考えます．

●**例 1-2** (入院患者の収縮期血圧のデータの散布度)　表 1-1 のデータと，あらたに得られた表 1-3 の別の日の血圧のデータの特性を比較してみましょう．まず，表 1-3 のデータの平均を求めてみます．

表 1-3　A 病院の入院患者全体 (20 名) の別の日の収縮期血圧 (mmHg)

| | |
|---|---|
| 137 | 120 |
| 110 | 160 |
| 101 | 133 |
| 91 | 147 |
| 181 | 133 |
| 114 | 132 |
| 147 | 145 |
| 114 | 147 |
| 98 | 116 |
| 135 | 132 |

## 1-1 なぜ統計処理が必要か

このデータの平均は，(1.1) 式を使って

$$\frac{1}{20}(137 + 110 + \cdots + 116 + 132) = 129.65 \quad [\text{mmHg}]$$

と計算できます (演習：計算してみてください)．表 1-1 のデータの平均と同じです．これでは特性に差があるかどうかがわかりません．そこで，この二つのデータが同じ特性をもっているかどうかを別の方法でみてみます．それには，データのバラツキぐあいをみるのに用いる**散布度**を使います．

**分　散**　ここでは散布度として**分散**を求めてみます．分散は各データから平均を引いた値 (**偏差**といいます) を 2 乗したものの総和を，データの個数で割った値です．これは，「平均からどれくらいデータが離れているか」を示す数値です．

ここで，分散を求めるための一般的な数式を書いておきます．集団の個数が $n$ の場合，そのデータをそれぞれ $x_1, x_2, \cdots, x_n$ として表し，平均を $\mu$ (ミュー) と表すと，データ $x_1, x_2, \cdots, x_n$ の分散 ($\sigma^2$ (シグマ 2 乗) とします) は

公式
$$\sigma^2 = \frac{1}{n}\{\underbrace{\underbrace{(x_1 - \mu)^2}_{\text{偏差の 2 乗}} + (x_2 - \mu)^2 + \cdots + (x_n - \mu)^2}_{\text{総和}}\} \quad (1.2)$$

(偏差)

で与えられます[2]．

それでは表 1-1 のデータで，まず偏差 (データから平均を引いた値) の 2 乗の総和を求めてみます．平均は 129.65 でしたから，

$$\begin{aligned}
\text{偏差の 2 乗の総和} &= (114 - 129.65)^2 + (112 - 129.65)^2 + \cdots \\
&\quad + (136 - 129.65)^2 \\
&= 18.922 + 311.523 + \cdots + 40.3225 \\
&= 7366.55
\end{aligned}$$

---

[2] 総和を表す記号 $\sum$ を使うと，分散 $\sigma^2$ は次の簡略な表現となります．
$$\sigma^2 = \frac{1}{n}\sum_{i=1}^{n}(x_i - \mu)^2$$

となります．これをデータの総数 20 で割ると

$$\text{分散} = \frac{7366.55}{20} = 368.328 \quad [\text{mmHg}]^2$$

となります．ただしこの数値の単位はデータの単位の 2 乗であることに注意が必要で，その読み方は「ミリメートル エッチジー ジジョウ」です．分散は数値が大きいほどばらつきが大きくなります．一方，表 1-3 のデータでは，同様にして (**演習**：計算してみてください)

$$\text{分散} = \frac{9711.35}{20} = 485.568 \quad [\text{mmHg}]^2$$

となります．つまり，二つのデータは異なる特性をもっていることがわかります． □

ところで，分散の単位がもとのデータの単位の 2 乗になることは，偏差の 2 乗の総和をデータ数で割ったことからもわかります．そのため代表値の平均と同じ単位にならず，平均からのずれを示すのに用いられる数値としては不適切な場合もあります．そのため，散布度として分散の正の平方根で，データと同じ単位の**標準偏差** ($\sigma$ (シグマ) と書きます) を用いることも多く (たとえば，健康診断時における検査の参考値の範囲を決める場合など)，その一般的な式は次のとおりです．集団の個数が $n$ の場合，そのデータをそれぞれ $x_1, x_2, \cdots, x_n$ として表し，平均を $\mu$ と表すと，データ $x_1, x_2, \cdots, x_n$ の標準偏差 $\sigma$ は

$$\boxed{\quad \textbf{公式} \quad \begin{aligned} \sigma &= \sqrt{\frac{1}{n}\{(x_1-\mu)^2 + (x_2-\mu)^2 + \cdots + (x_n-\mu)^2\}} \\ &= \sqrt{\frac{1}{n}\sum_{i=1}^{n}(x_i-\mu^2)} \end{aligned} \quad (1.3) \quad}$$

で与えられます．たとえば表 1-3 のデータでの標準偏差は，(1.3) 式を使うと，

$$\text{標準偏差} = \sqrt{\text{分散}} = \sqrt{485.568} = 22.036 \quad [\text{mmHg}]$$

となります．

## 1-1 なぜ統計処理が必要か

### 1-1-2 度数分布表

以上より，2種のデータの分散が異なることはわかりましたが，二つの分散の数値だけを眺めていてもなかなかデータのバラツキぐあいは一目瞭然にはわかりません．そこでデータを区間に分けて，それぞれに入る要素の個数 (**度数**といいます) を**度数分布表**という表にまとめ，グラフ化してみることにします．

この際，ただデータを細かく分ける (区間が比較的多い) と各データ数がその区間に入ることも少なくなり，また大ざっぱに分ける (区間が少ない) と集団としての特性がわかりにくくなります．そこで，一般には，区間数が5から15が見やすいといわれています (度数分布表とそれからつくられるグラフについては1-3節で詳細に取り上げます)．ここでは，データのバラツキをみるためにつくってみます．グラフは，区間のどうしの度数の関係がわかりやすいように，縦に度数，横に区間をとる**縦棒グラフ**とします．

---

[区間と区間幅の決め方]　まず，最小値を $a$，最大値を $b$，区間数を $m$ とします．また区間幅を $h$ とします．そのとき，区間幅 $h$ を次のように決めます．

$$h = \frac{b-a}{m} \quad (1.4)$$

なお，計算された $h$ が整数でない場合は，最小値と最大値がちゃんと区間に入るよう，$h$ の小数点以下を切り上げます．

---

表1-1のデータの最小値 $a$ は98で，最大値 $b$ が171でした．表1-3のデータの最小値 $a$ は91で，最大値 $b$ が185でした．区間数 $m$ はバラツキがわかりやすいように15とします．また，表1-1の度数と表1-3の度数を同じ縦棒グラフで描き，両方のバラツキぐあいをみることにします．それぞれの最小値のうち小さいほうを $a$ とし，それぞれの最大値の大きいほうを $b$ とすると，(1.3) 式から区間幅 $h$ は

$$h = \frac{b-a}{m} = \frac{185-91}{15} = 6$$

となります.

データを $x$ で表すと, 区間を,

(1番目) $\qquad\qquad x \leq a + h$
(2番目) $\qquad a + h < x \leq a + 2h$
$\vdots$
($m-1$番目) $\quad a + (m-2)h < x \leq a + (m-1)h$
($m$番目) $\quad a + (m-1)h < x$

とすれば, 最小値 $a$ は (1番目) の区間に入り, 最大値 $b$ は ($m$番目) の区間に入り, また区間幅は $h$ で, 両端を入れた区間数は $m$ です (**演習**: なぜそうなるのかを考えてみましょう).

よって, 表1-1と表1-3の区間は次のとおりになります.

(1番目) $\qquad x \leq a + h = 91 + 6 = 97$
(2番目) $\qquad 97 < x \leq 91 + 2 \times 6 = 103$
$\vdots$
(14番目) $\quad 169 < x \leq 91 + 14 \times 6 = 175$
(15番目) $\quad 175 < x$

以上から, 表1-1と表1-3を, 区間幅は共通で度数を分けると表1-4を得ます. これにより, 表1-3の収縮期血圧のほうが幅広く各区間に散らばっており, バラツキが大きいことがわかります.

また, データのバラツキ程度を視覚的にみるために, 表1-4から縦棒グラフを描くと, 図1-1のようになり, たしかに表1-3のデータのほうが幅広く分布していることがわかります.

このように, 平均のみで集団の特性を検討するよりも, 散布度のひとつである分散も含めて検討したほうがよいことがわかります. なお, 本節で求めた平均, 中央値, 分散などの値 (量) を **基本統計量** といいます.

ここまでみてきたように, データそのものだけからではわかりにくい特性を, 平均や中央値, 分散などを計算することにより, 集団の代表値や散布度がわかり, たとえば, 集団の変化も読みとれるようになります. つまり, わ

## 1-1 なぜ統計処理が必要か

かりやすくデータを要約すること，すなわちデータを統計的に処理することによって，集団の特性も理解できるようになるのです．

表 1-4 区間を共通にした表 1-1 のデータと表 1-3 のデータの度数分布表

|  | 表 1-1 | 表 1-3 |
|---|---|---|
| 97 以下 | 0 | 1 |
| 98〜103 | 2 | 2 |
| 104〜109 | 1 | 0 |
| 110〜115 | 3 | 3 |
| 116〜121 | 1 | 2 |
| 122〜127 | 2 | 0 |
| 128〜133 | 2 | 4 |
| 134〜139 | 3 | 2 |
| 140〜145 | 2 | 2 |
| 146〜151 | 2 | 2 |
| 152〜157 | 0 | 0 |
| 158〜163 | 1 | 1 |
| 164〜169 | 0 | 0 |
| 170〜175 | 1 | 0 |
| 176 以上 | 0 | 1 |

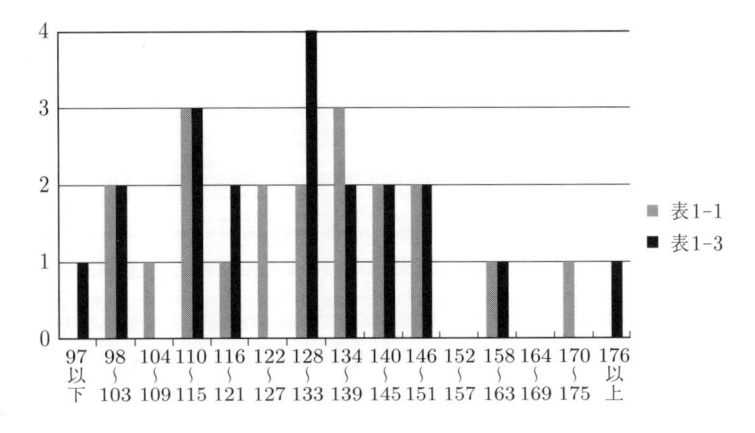

図 1-1 平均は同じだが分散が異なるデータ

## 1-2 記述統計と推測統計の違い

ここでは，統計処理にとても重要な概念である母集団と標本についてまず述べ，統計処理の二つの方法である「記述統計」と「推測統計」の違いを説明します．

### 1-2-1 母集団と標本

調査対象をすべて含んでいる集団は母集団とよばれます．1-1 節の例では，A 病院の入院患者を調査対象としたときは，その入院患者全体が母集団となり，K 市の入院患者を調査対象とした場合は，その入院患者全体が母集団となります．母集団を構成している個々の調査対象を**要素** (個体ともよびます) といい，その数が無限のとき**無限母集団**とよび，有限のときを**有限母集団**とよびます．A 病院の入院患者も K 市の入院患者も有限の人数なので，その患者全体は有限母集団です (図 1-2)．

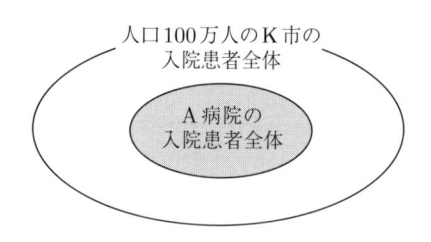

図 1-2 調査の対象となる入院患者

ここで，A 病院の入院患者全体の収縮期血圧の分布の特性 (平均や分散など) を調べることを考えます．A 病院が比較的小規模で少数の入院患者しかいない場合は，全患者の収縮期血圧をすべて集めてその分布の特性を調べることが可能で，また，これが一番確かな方法と思われます (**全数調査**といいます)．このように，得られたデータ全体から母集団の特性を知る方法を**記述統計**といいます．

一方，すべてを調査するのが困難な場合は，母集団から「標本」とよばれる要素をいくつか抽出して (図 1-3)，それでもって母集団の特性とみなす，すなわち母集団の特性を「推測する」ことになります．たとえば，100 万人

## 1-2 記述統計と推測統計の違い

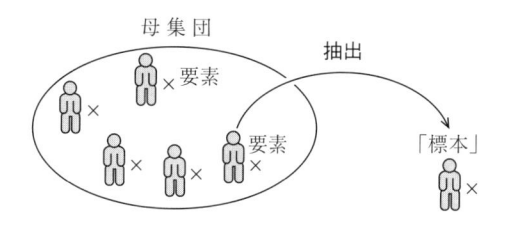

母集団　　抽出<br>要素<br>要素<br>「標本」

**図 1-3** 母集団からの標本の抽出

の都市 K 市の入院患者全体の収縮期血圧の特性を調べる必要が生じたときを考えます．あまりにも人数が多いので全数調査を行わない，もしくは時間とコストがかかり，行えないとします．そのとき「標本」を抽出し，母集団の特性を推測することになります．

その抽出方法は，偏りをできるかぎり防ぐために無作為で行われるのが一般的です (**無作為抽出**)．そしてその「標本」から，母集団の特性 (平均や分散など) を推測するのが**推測統計**とよばれる方法です．標本の個数は**標本の大きさ**とよばれ，標本がとる実際の値は**標本値**または**実現値**とよばれます．また，母集団と標本との区別を明確にするため，母集団の平均を**母平均**，分散を**母分散**といい，まとめてそれらを**母数**といいます．抽出された標本の平均を**標本平均**，分散を**標本分散**といいます．なお，標本を取り出す際に，もとの母集団に取り出した標本を戻す**復元抽出**，もとに戻さない**非復元抽出**があります．小規模な母集団であれば，全数調査可能がほとんどで標本の抽出は考えなくてよく，また大規模な母集団では，コストや時間の面からも多くは 1 回限りの抽出ですので，標本をもとの母集団に戻すかどうかは考える必要がないのが現状です．

なお，A 病院の入院患者全体を考える際は患者自身が母集団の要素になりますが，要素が人間であれば人間対象の母集団と誤解が生じないので，調査の対象となる各人の体重，身長，収縮期血圧などの**属性自体の全体**を，それぞれの**母集団**といいます．標本についても同様で，その**属性自体の全体**をそれぞれの**標本**といいます．

### 1-2-2　記述統計が対象とする母集団と推測統計が対象とする母集団

　もしA病院の入院患者数が少ないなら(たとえば20名とします)，全員の収縮期血圧がすべて調査されたときに，母集団の特性値がすべて得られていることとなり，統計的な扱いとしては記述統計となります．収集されたデータ全体の特性を要約することを目的にする記述統計では標本の抽出がないという意味で，多くの場合あえて母集団という言葉を用いていません．それに対して推測統計では，母集団と標本をはっきり区別します(推測統計は第2章で取り上げます)．

　つまり，記述統計と推測統計の違いは，母集団の観点からみて

---

① 記述統計は，調査の対象(母集団)を全数調査して，その集団の特性値がすべて得られる．
② 推測統計は，調査の対象(母集団)を時間やコストなどの制約から全数調査をしないで(またはできないので)，その集団の特性値を「標本」とよばれる比較的少ないデータから確率的に推測する．

---

といえます．


## 1-3　資料の整理とわかりやすい統計資料作成のためのグラフ化

　データが少数の場合は統計処理することの意味があまりなく，個々のデータの特性を調査することになります．ここでは比較的多数のデータの場合について，それらを資料として整理することを考えます．

　1-1節でも取り上げましたが，データとして，K市のある地域の成人男性500名の健康診断での身長(cm)が次の表1-5のように得られたとします．

　さて，この表を眺めていてもなかなか集団としての特性はわかりません．そこで，データを資料として整理してみます．1-2節で示した[区間と区間幅の決め方]を使ってみます．1-2節と同様に，最小値を$a$，最大値を$b$，区間数を$m$とします．また区間幅を$h$とします．そのとき，区間幅$h$を次の(1.5)式のように決めました．

表 1-5 K市のある地域の成人男性500名の健康診断での身長 (cm)

|    | 1 | 2 | 3 | 4 | 5 | 6 | 7 | 8 | 9 | 10 |
|----|---|---|---|---|---|---|---|---|---|----|
| 1  | 169 | 169 | 156 | 173 | 167 | 167 | 159 | 167 | 170 | 171 |
| 2  | 181 | 170 | 165 | 151 | 171 | 172 | 159 | 165 | 171 | 174 |
| 3  | 158 | 167 | 176 | 178 | 165 | 167 | 164 | 158 | 152 | 152 |
| 4  | 185 | 170 | 168 | 183 | 172 | 170 | 161 | 180 | 154 | 165 |
| 5  | 174 | 182 | 171 | 169 | 175 | 180 | 159 | 177 | 155 | 157 |
| 6  | 168 | 179 | 178 | 162 | 178 | 158 | 182 | 183 | 162 | 172 |
| 7  | 157 | 176 | 166 | 168 | 181 | 174 | 160 | 182 | 171 | 156 |
| 8  | 177 | 183 | 174 | 185 | 171 | 171 | 171 | 159 | 175 | 181 |
| 9  | 184 | 158 | 162 | 164 | 170 | 165 | 176 | 160 | 156 | 170 |
| 10 | 176 | 169 | 172 | 162 | 167 | 177 | 187 | 161 | 175 | 172 |
| 11 | 182 | 172 | 160 | 153 | 169 | 164 | 169 | 185 | 171 | 174 |
| 12 | 185 | 177 | 154 | 161 | 172 | 176 | 165 | 164 | 163 | 177 |
| 13 | 162 | 170 | 169 | 166 | 170 | 178 | 167 | 170 | 152 | 159 |
| 14 | 165 | 173 | 184 | 170 | 183 | 173 | 171 | 161 | 155 | 154 |
| 15 | 178 | 168 | 162 | 166 | 170 | 161 | 175 | 164 | 171 | 173 |
| 16 | 160 | 170 | 177 | 163 | 185 | 170 | 178 | 178 | 176 | 176 |
| 17 | 152 | 172 | 175 | 177 | 167 | 170 | 186 | 173 | 183 | 169 |
| 18 | 168 | 180 | 167 | 158 | 164 | 162 | 174 | 163 | 186 | 164 |
| 19 | 160 | 174 | 177 | 162 | 173 | 174 | 168 | 173 | 169 | 187 |
| 20 | 173 | 178 | 174 | 188 | 166 | 180 | 162 | 172 | 167 | 180 |
| 21 | 173 | 165 | 158 | 177 | 174 | 157 | 187 | 173 | 179 | 168 |
| 22 | 172 | 177 | 168 | 166 | 167 | 159 | 180 | 171 | 157 | 168 |
| 23 | 165 | 176 | 160 | 165 | 160 | 171 | 171 | 167 | 158 | 169 |
| 24 | 160 | 166 | 163 | 189 | 174 | 173 | 177 | 159 | 170 | 180 |
| 25 | 174 | 155 | 156 | 166 | 158 | 171 | 168 | 172 | 169 | 176 |
| 26 | 184 | 170 | 168 | 179 | 160 | 160 | 175 | 183 | 185 | 158 |
| 27 | 180 | 176 | 172 | 171 | 169 | 158 | 169 | 183 | 187 | 164 |
| 28 | 179 | 167 | 173 | 171 | 181 | 176 | 164 | 171 | 159 | 189 |
| 29 | 151 | 184 | 179 | 171 | 169 | 167 | 182 | 173 | 168 | 161 |
| 30 | 173 | 161 | 162 | 170 | 168 | 165 | 164 | 170 | 170 | 172 |
| 31 | 172 | 163 | 170 | 183 | 175 | 172 | 161 | 179 | 184 | 177 |
| 32 | 172 | 170 | 171 | 179 | 183 | 169 | 176 | 155 | 166 | 166 |
| 33 | 164 | 161 | 184 | 180 | 156 | 177 | 161 | 164 | 172 | 164 |
| 34 | 176 | 172 | 171 | 159 | 169 | 157 | 158 | 181 | 169 | 175 |
| 35 | 154 | 168 | 165 | 170 | 169 | 179 | 174 | 170 | 166 | 159 |
| 36 | 168 | 165 | 168 | 162 | 176 | 171 | 180 | 181 | 170 | 163 |
| 37 | 180 | 169 | 159 | 184 | 177 | 172 | 178 | 153 | 177 | 175 |
| 38 | 175 | 181 | 161 | 182 | 164 | 161 | 179 | 177 | 179 | 159 |
| 39 | 173 | 171 | 165 | 175 | 178 | 170 | 166 | 173 | 171 | 172 |
| 40 | 177 | 187 | 175 | 167 | 189 | 166 | 183 | 180 | 164 | 155 |
| 41 | 174 | 152 | 171 | 171 | 163 | 175 | 161 | 174 | 178 | 165 |
| 42 | 168 | 165 | 186 | 164 | 159 | 171 | 180 | 180 | 165 | 176 |
| 43 | 154 | 180 | 159 | 161 | 151 | 181 | 185 | 174 | 169 | 189 |
| 44 | 177 | 163 | 169 | 184 | 168 | 159 | 171 | 178 | 180 | 182 |
| 45 | 168 | 168 | 175 | 183 | 179 | 171 | 162 | 169 | 152 | 188 |
| 46 | 155 | 181 | 170 | 157 | 182 | 174 | 178 | 157 | 183 | 174 |
| 47 | 174 | 183 | 172 | 157 | 172 | 170 | 166 | 166 | 161 | 167 |
| 48 | 174 | 156 | 162 | 174 | 188 | 165 | 186 | 187 | 168 | 169 |
| 49 | 169 | 182 | 167 | 177 | 170 | 151 | 175 | 172 | 178 | 162 |
| 50 | 163 | 165 | 177 | 175 | 158 | 186 | 172 | 170 | 182 | 172 |

$$h = \frac{b-a}{m} \tag{1.5}$$

計算された $h$ が整数でない場合は，最小値と最大値がちゃんと区間に入るよう，$h$ の小数点以下を切り上げます．では，区間数を $m=15$ として区間幅を決めてみます．表 1-5 のデータの最小値 $a$ は 151，最大値 $b$ は 189 ですから (エクセルを用いれば簡単に求められます．付録参照)，区間幅 $h$ は

$$h = \frac{b-a}{m} = \frac{189-151}{15} = 2.53$$

となり，小数点以下を切り上げて $h=3$ とします．

さて，次に区間をどう決めるかを考えます．先に述べたように，データを $x$ とすると，

(1 番目)　　　　　　　　$x \leqq a + h$
(2 番目)　　$a +\ \ \ \ h < x \leqq a + 2h$
　　⋮　　　　　　　　　　⋮
($m$ 番目)　$a + (m-1)h < x$

ですので，これに従い度数分布表を作成します．さらに，全体数 $N$ で各区間の度数 $n$ を割った割合 (全体のうちどのくらいの割合を占めているかを表す量：**相対度数**といいます) も計算しておけば，全体での割合がわかります (表 1-6)．

さて，資料としてこの表 1-6 だけでは全体的な傾向が一目瞭然にはわかりにくく，また，プレゼンテーションなどで説明するにも数値的な表現は印象にも残りにくい傾向があります．そこで，直観的に理解できるデータのグラフ化 (視覚化) を行ってみます．グラフには折れ線グラフや縦棒グラフ，横棒グラフなど種類がたくさんあります．そのなかで，**縦棒グラフ**は，各区間との度数の違いが一目瞭然な有効な方法ですのでこれを使用します (図 1-4)．なお，データをグラフ化する際には，くれぐれもデータの特性が現れる形のグラフを使うようにします．さらに，表 1-6 の度数分布表の相対度数についてもグラフを描いてみます (図 1-5)．

## 1-3 資料の整理とわかりやすい統計資料作成のためのグラフ化

表 1-6 度数分布表

| 身長 (cm) | 度数 $n$ | 相対度数 $n/N$ |
|---|---|---|
| 154 以下 | 17 | 0.034 |
| 155〜157 | 20 | 0.040 |
| 158〜160 | 37 | 0.074 |
| 161〜163 | 38 | 0.076 |
| 164〜166 | 49 | 0.098 |
| 167〜169 | 62 | 0.124 |
| 170〜172 | 83 | 0.166 |
| 173〜175 | 53 | 0.106 |
| 176〜178 | 49 | 0.098 |
| 179〜181 | 36 | 0.072 |
| 182〜184 | 31 | 0.062 |
| 185〜187 | 18 | 0.036 |
| 188〜190 | 7 | 0.014 |
| 191〜193 | 0 | 0.000 |
| 194 以上 | 0 | 0.000 |
| 合　計 | 500 | 1.000 |

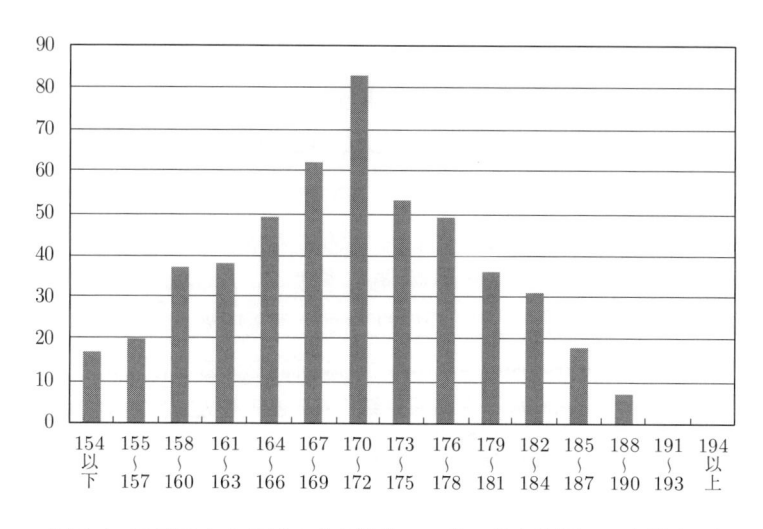

$\left(= \frac{17}{500}\right)$
$\vdots$

図 1-4　K 市のある地域の成人男性 500 名の健康診断での身長 (cm)

以上のように，資料のデータをまず度数分布表にまとめ，それをグラフ化することはデータの集団の特性を知るうえでの第一歩になります．

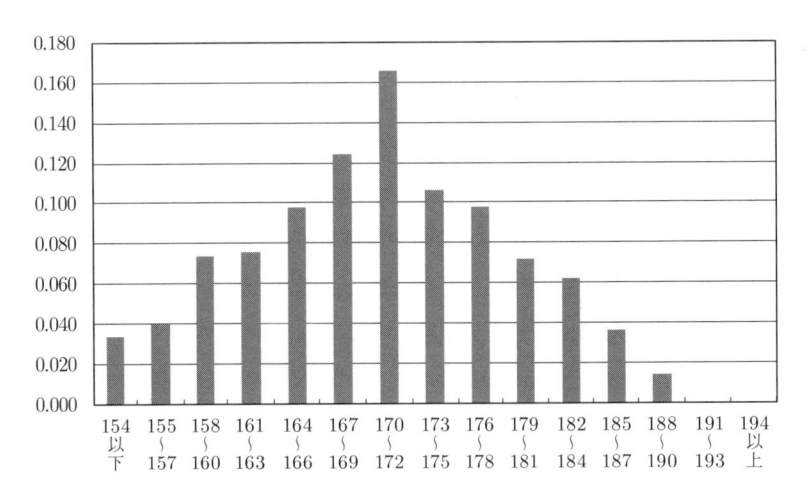

図 1-5 K 市のある地域の成人男性 500 名の健康診断での身長 (cm) (相対度数)

## 1-4 エクセルを電卓の代わりに使って 簡単な基本統計量を計算してみよう

本節では,集団の基本的な特性を表す基本統計量 (とくに簡単なもの) を計算するのにエクセルを使ってみます.ただし,エクセルの計算機能としては電卓のような四則演算と平方根のみに限定します.もちろんエクセルにはさまざまな関数が用意されており,必ずしもここで説明する方法を用いる必要はありませんが,統計処理を理解することを目的とするなら,エクセルの関数をいきなり用いて統計処理するよりも,その過程をみることが重要で,エクセルを電卓のように (四則演算と平方根のみで) 使うことには十分に意義があります.

ここでは,簡便のため,データは表 1-1 の A 病院の入院患者全体のうち 10 名の収縮期血圧 (mmHg) を用います (表 1-7).なお,表 1-1 の全部のデータについて,エクセルの関数を使用して解く場合の手順は,巻末の付録「A-1-2 度数分布表とヒストグラムの作成,標準偏差の計算」で説明します.

表 1-7　A 病院の入院患者全体 (10 名) の
　　　　収縮期血圧 (mmHg)

| |
|---|
| 134 |
| 112 |
| 99 |
| 105 |
| 171 |
| 114 |
| 143 |
| 115 |
| 98 |
| 137 |

電卓でも計算可能な簡単な**基本統計量** (もっとも基本的な統計量) として，(1) 合計 (総和)，(2) 平均，(3) 分散，(4) 標準偏差，をここでは取り上げます．

**(1) 合　　計**

まず，エクセルのワークシートにデータを入力します．そして合計を計算し，表示したいセルを決めます (図 1-6 ではセル B12)．そのセルをクリックして半角の「=」を入力します．データ「134」が入っているセル B2 をクリックし「+」を入力します．さらにデータ「112」が入っているセル B3 にマウスポインターをもっていき「+」を入力します．これをセル B11 まで繰り返します．そうすると数式バーに =B2+B3+B4+B5+B6+B7+B8+B9+B10+B11 が

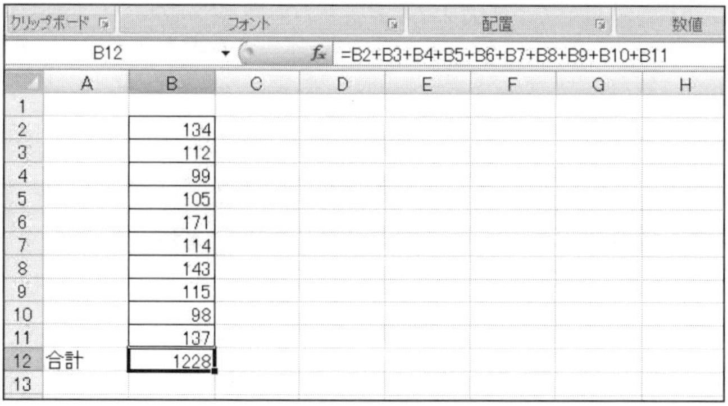

図 1-6　データの合計

入ります．セル B12 でキーボードの Enter キーを押すと合計が計算され，セル B12 に表示されます (図 1-6)．電卓と同じような作業ですがエクセルを使った場合，計算式もデータも表示されるため，間違い探しが楽になります．

(**2**) 平　　均

図 1-6 のワークシートを続けて使います．平均を計算し表示したいセルを決めます (図 1-6 ではセル B13)．そのセルをクリックして半角の「=」を入力します．合計「1228」が入っているセル B12 をクリックし，半角スラッシュ「/」を入力します．さらに同じセルに「/」の後に「10」を続けて入力し，最後にセル B13 でキーボードの Enter キーを押すと平均が計算され，セル B13 に表示されます (図 1-7)．

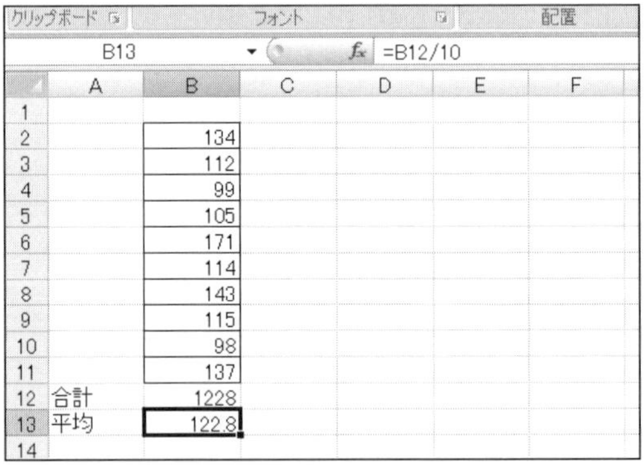

図 1-7　データの平均

(**3**) 分　　散

図 1-7 のワークシートを続けて使います．偏差 (データから平均を引いたもの) を計算し表示したいセルを決めます (図 1-8 ではセル C2)．そのセルをクリックして半角の「=」を入力します．合計「134」が入っているセル B2 をクリックし半角マイナス「-」を入力します．さらに，同じセルに平均が入っているセル B13 をクリックします．そしてセル C2 でキーボードの Enter キーを押すと偏差が計算され，セル C2 に表示されます．同様にセル C11 まで繰り返し，すべての偏差を計算します (図 1-8)．

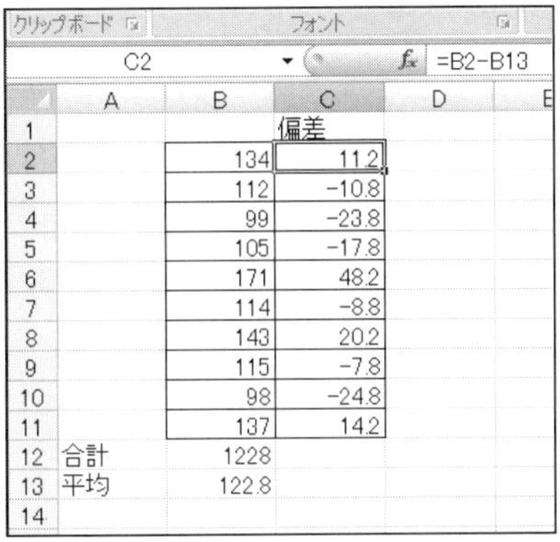

1-4 エクセルを電卓の代わりに使って簡単な基本統計量を計算してみよう　19

図 1-8　データの分散 (偏差の計算)

　次に，偏差の 2 乗を計算します．偏差の 2 乗を入れたいセル (図 1-9 ではセル D2) に「=」を入力し，その偏差が入っているセルをクリックして累乗の演算子「^」(ハットといいます) を D2 セルに入力し「2」を追加します．D2 セルでキーボードの Enter キーを押すと偏差の 2 乗が計算されます．セル D11 まで同じことを繰り返します (図 1-9)．そして偏差の 2 乗の合計を，データの合計のように求めます (セル D12)．最後にその合計をデータ数の 10 で割って分散 (図 1-9 のセル D14) を求めます．

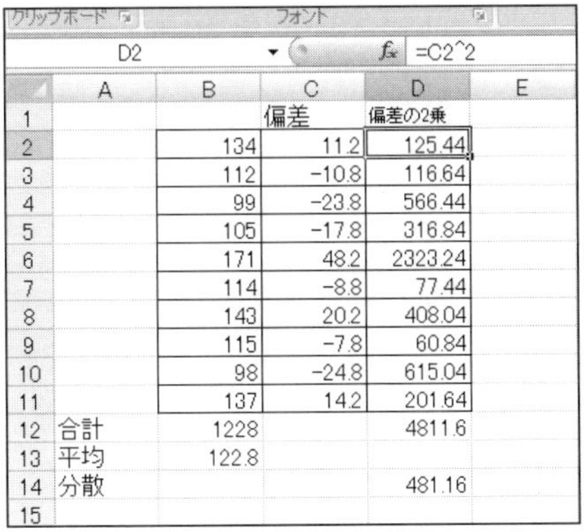

図 1-9　データの分散 (偏差の 2 乗の計算と合計)

### (4) 標準偏差

先に述べたように，標準偏差は集団の散布度を表す指標です．エクセルの平方根の関数 `SQRT(引数)` を使い，分散から計算します．エクセルの関数の「引数」とは，セル範囲，値，その値が入っているセル番地です．しかし，SQRT の引数は平方根を計算したい値かセル番地のみが入れられます．ここでは分散が入っているセル「`D14`」を入力します．標準偏差を計算し，表示したいセルを選びます (図 1-10 のセル D15)．そしてそのセルに「`=SQRT(D14)`」を入力しキーボードの Enter キーを押すと，分散の平方根が表示されます (図 1-10)．

クリップボード　フォント

D15　fx =SQRT(D14)

| | A | B | C | D | E |
|---|---|---|---|---|---|
| 1 | | | 偏差 | 偏差の2乗 | |
| 2 | | 134 | 11.2 | 125.44 | |
| 3 | | 112 | −10.8 | 116.64 | |
| 4 | | 99 | −23.8 | 566.44 | |
| 5 | | 105 | −17.8 | 316.84 | |
| 6 | | 171 | 48.2 | 2323.24 | |
| 7 | | 114 | −8.8 | 77.44 | |
| 8 | | 143 | 20.2 | 408.04 | |
| 9 | | 115 | −7.8 | 60.84 | |
| 10 | | 98 | −24.8 | 615.04 | |
| 11 | | 137 | 14.2 | 201.64 | |
| 12 | 合計 | 1228 | | 4811.6 | |
| 13 | 平均 | 122.8 | | | |
| 14 | 分散 | | | 481.16 | |
| 15 | 標準偏差 | | | 21.93536 | |
| 16 | | | | | |

図 1-10 標準偏差

以上により，エクセルを電卓代わりに使って基本的な統計量を求めることができました．

## やってみよう1！

A 病院の入院患者全体の拡張期血圧 (mmHg) は次の表 1-8 のとおりとします．

表 1-8　A 病院の入院患者全体 (20 名) の拡張期血圧 (mmHg)

| | |
|---|---|
| 84 | 85 |
| 65 | 79 |
| 79 | 87 |
| 63 | 58 |
| 96 | 96 |
| 94 | 84 |
| 107 | 79 |
| 71 | 93 |
| 72 | 83 |
| 87 | 92 |

このデータの平均，中央値，分散を求めてください．そして区間数 10 の度数分布表を作成し，それに対応する縦棒グラフを描いてください．

# 2
## 標本から母集団の何がわかるか

　母集団と標本については「1-2-1 母集団と標本」で述べました．ここでは，母集団の要素全体の特性を調べるのに，母集団の要素数が有限個であっても何らかの理由で全数調査ができない，もしくは費用などの理由からできない場合を想定します．たとえば，日本全体の糖尿病患者の血糖値を測定してさまざまなデータ解析をすることは大変な労力と経済的コストと時間が必要です．このような場合には，母集団から無作為に抽出された標本を用いて，その母集団の特性を推測します．

　以下，母集団と標本の関係，標本から母集団の特性をどう推測するかについて説明します．

---
① 分布と確率変数の関係を理解する．
② 標本から母集団の何がわかるのかを理解する．
③ 母集団の平均と分散がどのような値かを理解する．
④ 標本分散と不偏分散の違いを理解する．

---

## 2-1　分布と確率変数

　さて，ある動物 (ニホンザルなど) の**分布**や人口の**分布**がどうのこうのという話題がよくでますが，そもそも統計的な処理 (解析) での「分布」とは何かを考えます．なぜなら統計処理を行ううえで，その対象となる集団 (母集団) の要素に対する統計的な検定には，(後述するように，) 確率がどのように分布しているかがあらかじめ必要になるからです．間違った分布を仮定して統計処理をした場合には，結果そのものが正しく解釈できなくなります．実際には，人の身長，体重などは正規分布 (後述) をすることが知られており，それに従って母集団の分布を決めることになります．

　たとえば，前章では，K市のある地域の成人男性500名の健康診断での身

長 (cm) について度数分布表を作成しました．500 名は比較的多い人数なので，区間幅を 1 となるように，区間数を 38 にして度数分布表を再度作成してみます (表 2-1)．

表 2-1 度数分布表

| 身長 (cm) | 度数 $n$ | 相対度数 $n/N$ |
|---|---|---|
| 151 以下 | 4 | 0.008 |
| 152 | 6 | 0.012 |
| 153 | 2 | 0.004 |
| 154 | 5 | 0.010 |
| 155 | 6 | 0.012 |
| 156 | 6 | 0.012 |
| 157 | 8 | 0.016 |
| 158 | 12 | 0.024 |
| 159 | 15 | 0.030 |
| 160 | 10 | 0.020 |
| ⋮ | ⋮ | ⋮ |
| 181 | 9 | 0.018 |
| 182 | 10 | 0.020 |
| 183 | 13 | 0.026 |
| 184 | 8 | 0.016 |
| 185 | 7 | 0.014 |
| 186 | 5 | 0.010 |
| 187 | 6 | 0.012 |
| 188 | 3 | 0.006 |
| 189 以上 | 4 | 0.008 |
| 合 計 | 500 | 1.000 |

そして，度数の代わりに相対度数を縦軸にする縦棒グラフを描いてみます (図 2-1)．これらをみると，K 市のこの地域の健康診断を受けた成人男性全体 500 名を母集団 (500 名分の身長を母集団としても誤解がないので可能) とすると，そのなかから無作為に抽出したある成人男性の身長が 181cm である確率は，表 2-1 から 0.018 とわかります．その相対度数が「抽出される確率」と考えられ，これらの確率はすべてを足すと 1 になります．つまり，中身が未定の $X$ という変数で身長を表すと，$X$ はある確率で値をとる変数です．この場合，変数 $X$ は，0.018 の確率で**実現値 181 (cm)** をとるというこ

2-1 分布と確率変数

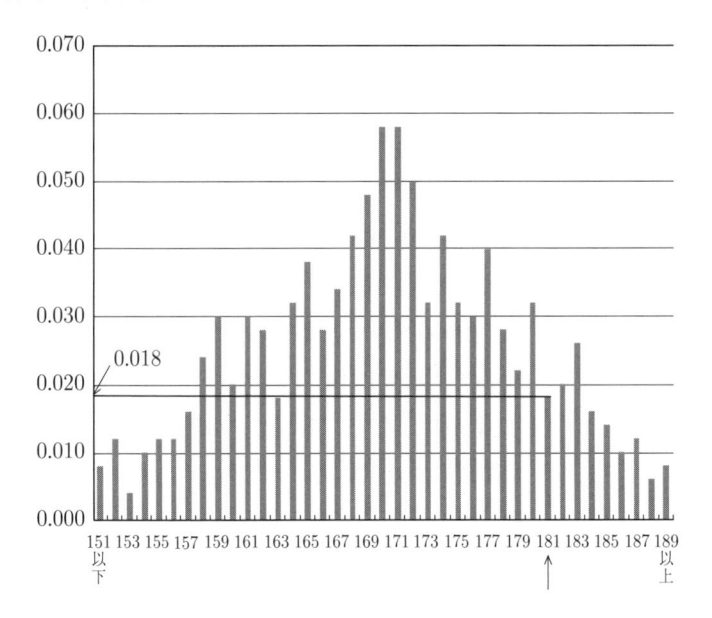

**図 2-1** K 市のある地域の成人男性 500 名の健康診断での身長 (cm) (相対度数)

とになります．このような変数 $X$ を**確率変数** (記号はアルファベットの大文字で表します) といいます．先に標本値を実現値ともいう (1-2-1 項参照) といいましたが，一般的に，確率変数 $X$ が実際にとりうる値 $x$ を**実現値** (記号はアルファベットの小文字で表します) といいます．つまり，確率変数 $X$ は中身のない空の箱の名前で，その空の箱に実際の値 $x$ (実現値) が入るのは，確定的ではなく，ある確率でもって入ると考えられます (図 2-2).

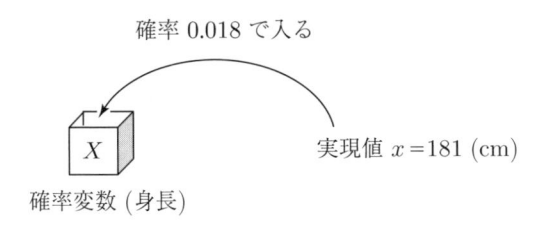

**図 2-2** 確率変数と実現値

実現値 $x = 181$ を確率変数 $X$ が確率 $0.018$ でとる場合,数式では ("P"は probability)

$$P(X = 181) = 0.018$$

と表すことにします.一般には,確率変数 $X$ が実現値 $x$ をとる確率を

$$P(X = x)$$

と表します.

このように,$X$ が確率変数のとき,そのとりうる実現値 ($x$ とします) に対して確率が対応しているとします.(たとえば,サイコロの目を実現値とすると,各目には $\frac{1}{6}$ の確率が対応していると考えられます.) このとき,変数 $X$ に対してとりうる確率が各実現値に対して**分布している**と考えて,それを**確率分布**とよんでいます.人口の分布やサルの分布といったときの「分布」は,個数 (体) がある地域に広がっている意味ですが,確率分布は,個数の代わりに「確率が広がっている」と考えるわけです.詳しくは 3-1 節で説明します.

さて,調査の対象となるデータの集まりとして 500 名の身長 ($x_1, x_2, \cdots, x_{499}, x_{500}$ とします) を母集団とみなすとき,母集団の**確率分布**は先の図 2-1 で表され,**平均** $\mu$,**分散** $\sigma^2$ はそれぞれ

$$\mu = \frac{1}{500}(x_1 + x_2 + \cdots + x_{500})$$

と

$$\sigma^2 = \frac{1}{500}\{(x_1 - \mu)^2 + (x_2 - \mu)^2 + \cdots + (x_{500} - \mu)^2\}$$

とで計算できます.この場合,$x_i$ ($i = 1, 2, \cdots, 500$) は身長を表す確率変数の実現値です.

また,母集団として規模の大きい K 市の住民全体の身長を考えたとき,そこから抽出された大きさ $n$ の標本を $(X_1, X_2, \cdots, X_n)$ とします.抽出は復元で (復元抽出) 何回も行われると仮定し,その抽出の仕方は無作為であるとします.つまり標本は確定的にはわからないことから,確率的なふるまいをする (いつも確定するとは限らない) ので,標本 $(X_1, X_2, \cdots, X_n)$ 自体も

## 2-1 分布と確率変数

確率変数となります．

さらに，各々の標本 $X_1, X_2, \cdots, X_n$ がそれぞれ無作為な抽出であれば，あらかじめ仮定した**母集団の分布と同じ分布**となり，平均，分散も同じであることが知られています (2-2 節で詳述します)．これら $n$ 個の**確率変数**の組 $(X_1, X_2, \cdots, X_n)$ は，標本という性格から**標本変量**ともよばれます．

このとき，標本変量からつくられ，母集団の特性に重要な役割をはたすものに，次の標本平均 $\overline{X}$，標本分散 $S^2$，不偏分散 $U^2$ があります．いずれも標本変量からつくられるので確率変数で，しかも，標本変量が変化するとそれに対応する値をとる**関数**です．数式で表すと

$$標本平均：\overline{X} = \frac{1}{n}(X_1 + X_2 + \cdots + X_n) = \frac{1}{n}\sum_{i=1}^{n} X_i \tag{2.1}$$

$$標本分散：S^2 = \frac{1}{n}\{(X_1 - \overline{X})^2 + (X_2 - \overline{X})^2 + \cdots + (X_n - \overline{X})^2\}$$

$$= \frac{1}{n}\sum_{i=1}^{n}(X_i - \overline{X})^2 \tag{2.2}$$

$$不偏分散：U^2 = \frac{1}{n-1}\{(X_1 - \overline{X})^2 + (X_2 - \overline{X})^2 + \cdots + (X_n - \overline{X})^2\}$$

$$= \frac{1}{n-1}\sum_{i=1}^{n}(X_i - \overline{X})^2 \tag{2.3}$$

となります．このような**標本変量** $(X_1, X_2, \cdots, X_n)$ の**関数**は，とくに推測統計で重要な役割をはたすので**統計量**とよんでいます．実際の統計処理の際には，$\overline{X}, S^2, U^2$ の標本値 (実現値) をわれわれは入手して母集団の特性を考察します．以下に，標本平均，標本分散，不偏分散の計算例を示します．

●**例 2-1** 標本値 (実現値) として，表 1-5 の K 市のある地域の成人男性 500 名の健康診断での身長から，10 名分を取り出します．つまり，500 名全体から平均や分散を計算するのではなく，以下のように 10 名のみを無作為に抽出して標本として調査することにします．

$X_1 = 169 \quad X_2 = 169 \quad X_3 = 156 \quad X_4 = 173 \quad X_5 = 167 \quad X_6 = 181$
$X_7 = 170 \quad X_8 = 165 \quad X_9 = 151 \quad X_{10} = 171$

このとき，標本平均 $\overline{X}$ は，

$$\overline{X} = \frac{1}{n}(X_1 + X_2 + \cdots + X_{10})$$

$$= \frac{1}{10}(169 + 169 + \cdots + 171) = \frac{1672}{10} = 167.2$$

となり，標本分散 $S^2$ は

$$S^2 = \frac{1}{n}\{(X_1 - \overline{X})^2 + (X_2 - \overline{X})^2 + \cdots + (X_{10} - \overline{X})^2\}$$

$$= \frac{1}{10}\{(169 - 167.2)^2 + (169 - 167.2)^2 + \cdots + (171 - 167.2)^2\}$$

$$= \frac{645.6}{10} = 64.56$$

となり，不偏分散 $U^2$ は

$$U^2 = \frac{1}{n-1}\{(X_1 - \overline{X})^2 + (X_2 - \overline{X})^2 + \cdots + (X_{10} - \overline{X})^2\}$$

$$= \frac{1}{9}\{(169 - 167.2)^2 + (169 - 167.2)^2 + \cdots + (171 - 167.2)^2\}$$

$$= \frac{645.6}{9} = 71.73$$

となります． □

ただし，あらためて500名の身長から無作為に10名のデータを抽出して，標本平均，標本分散，不偏分散を計算すると，先の計算例とは異なる結果になりえます．このように，標本値(実現値)によって標本平均，標本分散，不偏分散の値は変化します．つまり統計量となります．標本を無作為に抽出しているのでどれを選んでもよいのですが，実際には，コストや時間的な制限から標本値は一度きりしか調査しない例がほとんどです．

さて第1章では，人口100万人の都市K市にあるA病院の入院患者全体20名の収縮期血圧について，その代表値や散布度を求めました．では次に，母集団として人口100万人の都市K市の入院患者全体を想定した場合に，その代表値と散布度を調査したいとき，どのように行ったらよいのかを以下の節で考えます(図2-3)．

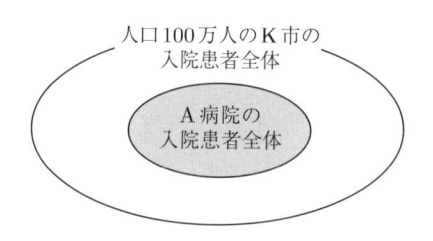

図 2-3　調査の対象となる入院患者

## 2-2　母集団分布と標本分布

推測統計は，「1-2 記述統計と推測統計の違い」で述べたように，調査の対象である母集団を時間やコストなどの制約から全数調査をしないで，その集団の特性値を無作為抽出された標本から確率的に推測する方法です．標本が無作為抽出であれば，その確率分布は母集団と同じです (参考文献 [1] 参照)．

ここでは，母集団の特性である平均や分散と標本との関係を考えます．

母集団には何らかの確率分布 (**母集団分布**) を仮定しないと，同じ分布になる標本の分布 (**標本分布**) そのものも決まりません．分布している標本からつくられる (2.1) 式の標本平均 $\overline{X}$ は，何度も無作為に抽出された標本ごとに異なるのでそれ自体が分布する，ということを述べました．つまり標本平均 $\overline{X}$ は，それ独自の平均と分散をもち確率的に分布します．同様に，標本と標本平均からつくられる (2.2) 式の標本分散 $S^2$ も，それ独自の平均と分散をもち確率的に分布します．また，(2.3) 式の不偏分散 $U^2$ も，同様に平均と分散をもち確率的に分布します．そこで，

- 標本平均 $\overline{X}$ の平均が母集団の平均 $\mu$ と同じであること，

その一方で，

- 標本分散 $S^2$ の平均が母集団の分散 $\sigma^2$ とは異なること，

また，

- 標本平均 $\overline{X}$ は母集団の平均 (**母平均** $\mu$) の推定値とみなせること，

さらに，

> - 母集団の分散 (母分散 $\sigma^2$) については標本分散 $S^2$ でなく不偏分散 $U^2$ を考える必要があること,

を, 以降「2-4 標本平均の分布・標本分散と不偏分散の違い」で説明します. また, 2-4 節では不偏分散が母分散の推定値としてふさわしい理由を, 簡単な計算により説明します.

## 2-3 母平均と母分散

母集団分布の母平均と母分散については多くの場合, 次のように 2 通りの場合が考えられます.

① 母平均と母分散ともにわかっている (既知).
② 母平均と母分散ともにわからない (不明).

①の場合は, 推測統計の必要がないといえます. たとえば, 母集団分布を仮定できる場合は, その分布を決定するのが母平均と母分散のみであれば母集団分布が決定され, 推測統計の必要がありません. また, 母集団が全数調査可能であれば, 分布そのものが規定されているので推測統計が不要で, 記述統計で母平均と母分散を求めることになり, ①の場合となります.

もし②の場合であれば, 母集団分布を仮定するにしても, 標本から母平均と母分散を推測統計で推定することになります.

## 2-4 標本平均の分布・標本分散と不偏分散の違い

さて, 2-3 節で述べたように, 母平均と母分散がともにわからない場合, 標本から推定することになります. そのため, 大きさ $n$ の標本平均 $\overline{X}$ の分布, 平均, 分散について考えます.

母集団分布が平均 $\mu$, 分散 $\sigma^2$ であるとき, 標本平均

$$\overline{X} = \frac{1}{n}(X_1 + X_2 + \cdots + X_n) = \frac{1}{n}\sum_{i=1}^{n} X_i$$

の分布は母集団分布と同じで，その平均は $\mu$，分散は $\dfrac{\sigma^2}{n}$ となります．すなわち，標本平均 $\overline{X}$ の平均 (期待値) が母平均 $\mu$ と一致することが知られています．このことから，

「標本値の平均 (標本平均) $\overline{X}$ が母平均 $\mu$ の推定値とできる」

ことがわかります．ここで**期待値**とは，その確率変数 (標本平均も確率変数です) が実際に実現する値 (実現値) に対して，確率変数 $X$ が起こりうる確率をかけて総和をとったものです．例として，以下のようにサイコロを振ったときの出る目の期待値について説明します．

●**例 2-2** (サイコロの目の期待値)　まず，$X$ を確率変数 (理想的なサイコロを振ったときに出る目の数) とし，$X$ の実現値 (実際に出る目の数) を $k$ とします．たとえば，$k=1$ の目の出る確率は $\dfrac{1}{6}$ ですから，$P(X=1) = \dfrac{1}{6}$ と書きます．よって，$k$ の目の出る確率は $P(X=k) = \dfrac{1}{6}$ $(k=1, 2, \cdots, 6)$ となります．このとき，$X$ の期待値 ($E(X)$ と表します ("E" は Expectation)) は，

$$E(X) = 1 \times P(X=1) + 2 \times P(X=2) + \cdots + 6 \times P(X=6)$$
$$= 1 \times \frac{1}{6} + 2 \times \frac{1}{6} + \cdots + 6 \times \frac{1}{6}$$
$$= \frac{21}{6} = 3.5$$

となります．この $E(X) = \dfrac{21}{6} = 3.5$ とは，サイコロを何度も振ったときに出る目の数の平均が $3.5$ であると考えられます．　　　□


さて，一方で標本分散が母分散の推定値として用いられているかというとそうではありません．

「母分散の推定値は，じつは**不偏分散** $U^2$」

なのです．その理由を簡単に示します．

母集団の分布が平均 $\mu$，分散 $\sigma^2$ をもつとします．このとき，大きさ $n$ の標本 $(X_1, X_2, \cdots, X_n)$ から求められる標本分散 $S^2$，すなわち，

$$S^2 = \frac{1}{n}\{(X_1 - \overline{X})^2 + (X_2 - \overline{X})^2 + \cdots + (X_n - \overline{X})^2\}$$

$$= \frac{1}{n}\sum_{i=1}^{n}(X_i - \overline{X})^2$$

の期待値 (平均) $E[S^2]$ は

$$E[S^2] = \frac{n-1}{n}\sigma^2$$

となることが知られており (詳しくは参考文献 [1], p.87, 定理 6.4 [標本分散と不偏分散] を参照してください), 母分散 $\sigma^2$ と一致しません. ここで

$$\overline{X} = \frac{1}{n}(X_1 + X_2 + \cdots + X_n) = \frac{1}{n}\sum_{i=1}^{n}X_i \quad (標本平均)$$

とします. 一方,

$$U^2 = \frac{1}{n-1}\{(X_1 - \overline{X})^2 + (X_2 - \overline{X})^2 + \cdots + (X_n - \overline{X})^2\}$$

$$= \frac{1}{n-1}\sum_{i=1}^{n}(X_i - \overline{X})^2$$

は**不偏分散**とよばれ, その期待値 (平均) は

$$E[U^2] = \sigma^2$$

となり, 母分散 $\sigma^2$ と一致します (詳細は参考文献 [1] 参照).

このように, 標本値の不偏分散 $U^2$ が母分散 $\sigma^2$ の推定値とできるのです. そして, 実現値 (標本値) では,

$$u^2 = \frac{1}{n-1}\{(x_1 - \overline{x})^2 + (x_2 - \overline{x})^2 + \cdots + (x_n - \overline{x})^2\}$$

$$= \frac{1}{n-1}\sum_{i=1}^{n}(x_i - \overline{x})^2 \tag{2.4}$$

が不偏分散となります. 一方, 実現値での標本分散 ($s^2$ とします) は次のとおりです.

$$s^2 = \frac{1}{n}\{(x_1 - \overline{x})^2 + (x_2 - \overline{x})^2 + \cdots + (x_n - \overline{x})^2\}$$

$$= \frac{1}{n}\sum_{i=1}^{n}(x_i - \overline{x})^2 \tag{2.5}$$

2-4 標本平均の分布・標本分散と不偏分散の違い　　33

(式のうえでは単に大文字を，実現値の場合は小文字にしただけになっています．)

●**例 2-3**　このことをデータで示してみます．母集団として K 市の成人男性 500 名の健康診断での身長 (cm) が次ページの表 2-2 のように得られたとします．

この表で，(2.5) 式の標本分散 $s^2$ と (2.4) 式の不偏分散 $u^2$ の値をそれぞれの行で計算します．つまり，各行が，無作為に抽出された大きさ 10 の標本値とします．すると，50 個の標本分散と不偏分散は次のようになります．

表 2-2 の第 1 行目について，標本平均，標本分散，不偏分散を計算してみます．1 行目のデータは

$$169 \quad 169 \quad 156 \quad 173 \quad 167 \quad 167 \quad 159 \quad 167 \quad 170 \quad 171$$

です．したがって標本平均 $\bar{x}$ は，

$$\bar{x} = \frac{1}{n}(x_1 + x_2 + \cdots + x_{10})$$

$$= \frac{1}{10}(169 + 169 + \cdots + 171) = \frac{1668}{10} = 166.8$$

となり，標本分散 $s^2$ は

$$s^2 = \frac{1}{n}\{(x_1 - \bar{x})^2 + (x_2 - \bar{x})^2 + \cdots + (x_{10} - \bar{x})^2\}$$

$$= \frac{1}{10}\{(169 - 166.8)^2 + (169 - 166.8)^2 + \cdots + (171 - 166.8)^2\}$$

$$= \frac{253.6}{10} = 25.36$$

となり，不偏分散 $u^2$ は

$$u^2 = \frac{1}{n-1}\{(x_1 - \bar{x})^2 + (x_2 - \bar{x})^2 + \cdots + (x_{10} - \bar{x})^2\}$$

$$= \frac{1}{9}\{(169 - 166.8)^2 + (169 - 166.8)^2 + \cdots + (171 - 166.8)^2\}$$

$$= \frac{253.6}{9} = 28.18$$

となります．

表 2-2 (表 1-5 再掲)　K 市の成人男性 500 名の健康診断での身長 (cm)

|    | 1 | 2 | 3 | 4 | 5 | 6 | 7 | 8 | 9 | 10 |
|----|---|---|---|---|---|---|---|---|---|----|
| 1  | $X_1=169$ | $X_2=169$ | $X_3=156$ | $X_4=173$ | $X_5=167$ | $X_6=167$ | $X_7=159$ | $X_8=167$ | $X_9=170$ | $X_{10}=171$ |
| 2  | 181 | 170 | 165 | 151 | 171 | 172 | 159 | 165 | 171 | 174 |
| 3  | 158 | 167 | 176 | 178 | 165 | 167 | 164 | 158 | 152 | 152 |
| 4  | 185 | 170 | 168 | 183 | 172 | 170 | 161 | 180 | 154 | 165 |
| 5  | 174 | 182 | 171 | 169 | 175 | 180 | 159 | 177 | 155 | 157 |
| 6  | 168 | 179 | 178 | 162 | 178 | 158 | 182 | 183 | 162 | 172 |
| 7  | 157 | 176 | 166 | 168 | 181 | 174 | 160 | 182 | 171 | 156 |
| 8  | 177 | 183 | 174 | 185 | 171 | 171 | 171 | 159 | 175 | 181 |
| 9  | 184 | 158 | 162 | 164 | 170 | 165 | 176 | 160 | 156 | 170 |
| 10 | 176 | 169 | 172 | 162 | 167 | 177 | 187 | 161 | 175 | 172 |
| 11 | 182 | 172 | 160 | 153 | 169 | 164 | 169 | 185 | 171 | 174 |
| 12 | 185 | 177 | 154 | 161 | 172 | 176 | 165 | 164 | 163 | 177 |
| 13 | 162 | 170 | 169 | 166 | 170 | 178 | 167 | 170 | 152 | 159 |
| 14 | 165 | 173 | 184 | 170 | 183 | 173 | 171 | 161 | 155 | 154 |
| 15 | 178 | 168 | 162 | 166 | 170 | 161 | 175 | 164 | 171 | 173 |
| 16 | 160 | 170 | 177 | 163 | 185 | 170 | 178 | 178 | 176 | 176 |
| 17 | 152 | 172 | 175 | 177 | 167 | 170 | 186 | 173 | 183 | 169 |
| 18 | 168 | 180 | 167 | 158 | 164 | 162 | 174 | 163 | 186 | 164 |
| 19 | 160 | 174 | 177 | 162 | 173 | 174 | 168 | 173 | 169 | 187 |
| 20 | 173 | 178 | 174 | 188 | 166 | 180 | 162 | 172 | 167 | 180 |
| 21 | 173 | 165 | 158 | 177 | 174 | 157 | 187 | 173 | 179 | 168 |
| 22 | 172 | 177 | 168 | 166 | 167 | 159 | 180 | 171 | 157 | 168 |
| 23 | 165 | 176 | 160 | 165 | 160 | 171 | 171 | 167 | 158 | 169 |
| 24 | 160 | 166 | 163 | 189 | 174 | 173 | 177 | 159 | 170 | 180 |
| 25 | 174 | 155 | 156 | 166 | 158 | 171 | 168 | 172 | 169 | 176 |
| 26 | 184 | 170 | 168 | 179 | 160 | 160 | 175 | 183 | 185 | 158 |
| 27 | 180 | 176 | 172 | 171 | 169 | 158 | 169 | 183 | 187 | 164 |
| 28 | 179 | 167 | 173 | 171 | 181 | 176 | 164 | 171 | 159 | 189 |
| 29 | 151 | 184 | 179 | 171 | 169 | 167 | 182 | 173 | 168 | 161 |
| 30 | 173 | 161 | 162 | 170 | 168 | 165 | 164 | 170 | 170 | 172 |
| 31 | 172 | 163 | 170 | 183 | 175 | 172 | 161 | 179 | 184 | 177 |
| 32 | 172 | 170 | 171 | 179 | 183 | 169 | 176 | 155 | 166 | 166 |
| 33 | 164 | 161 | 184 | 180 | 156 | 177 | 161 | 164 | 172 | 164 |
| 34 | 176 | 172 | 171 | 159 | 169 | 157 | 158 | 181 | 169 | 175 |
| 35 | 154 | 168 | 165 | 170 | 169 | 179 | 174 | 170 | 166 | 159 |
| 36 | 168 | 165 | 168 | 162 | 176 | 171 | 180 | 181 | 170 | 163 |
| 37 | 180 | 169 | 159 | 184 | 177 | 172 | 178 | 153 | 177 | 175 |
| 38 | 175 | 181 | 161 | 182 | 164 | 161 | 179 | 177 | 179 | 159 |
| 39 | 173 | 171 | 165 | 175 | 178 | 170 | 166 | 173 | 171 | 172 |
| 40 | 177 | 187 | 175 | 167 | 189 | 166 | 183 | 180 | 164 | 155 |
| 41 | 174 | 152 | 171 | 171 | 163 | 175 | 161 | 174 | 178 | 165 |
| 42 | 168 | 165 | 186 | 164 | 159 | 171 | 180 | 180 | 165 | 176 |
| 43 | 154 | 180 | 159 | 161 | 151 | 181 | 185 | 174 | 169 | 189 |
| 44 | 177 | 163 | 169 | 184 | 168 | 159 | 171 | 178 | 180 | 182 |
| 45 | 168 | 168 | 175 | 183 | 179 | 171 | 162 | 169 | 152 | 188 |
| 46 | 155 | 181 | 170 | 157 | 182 | 174 | 178 | 157 | 183 | 174 |
| 47 | 174 | 183 | 172 | 157 | 172 | 170 | 166 | 166 | 161 | 167 |
| 48 | 174 | 156 | 162 | 174 | 188 | 165 | 186 | 187 | 168 | 169 |
| 49 | 169 | 182 | 167 | 177 | 170 | 151 | 175 | 172 | 178 | 162 |
| 50 | 163 | 165 | 177 | 175 | 158 | 186 | 172 | 170 | 182 | 172 |

## 2-4 標本平均の分布・標本分散と不偏分散の違い

これと同じ計算を表 2-2 の各行に対して行うと，表 2-3 のようになります．

**表 2-3** 標本の大きさ 10 ごとの標本分散と不偏分散

|    | 標本分散 $s^2$ | 不偏分散 $u^2$ |    | 標本分散 $s^2$ | 不偏分散 $u^2$ |
|----|---|---|----|---|---|
| 1  | 25.36 | 28.18  | 26 | 99.56  | 110.62 |
| 2  | 63.09 | 70.10  | 27 | 69.69  | 77.43  |
| 3  | 71.81 | 79.79  | 28 | 68.60  | 76.22  |
| 4  | 85.76 | 95.29  | 29 | 88.45  | 98.28  |
| 5  | 85.09 | 94.54  | 30 | 16.05  | 17.83  |
| 6  | 75.36 | 83.73  | 31 | 52.84  | 58.71  |
| 7  | 79.49 | 88.32  | 32 | 54.41  | 50.46  |
| 8  | 50.81 | 56.46  | 33 | 78.61  | 87.34  |
| 9  | 67.45 | 74.94  | 34 | 60.61  | 67.34  |
| 10 | 52.96 | 58.84  | 35 | 45.24  | 50.27  |
| 11 | 81.69 | 90.77  | 36 | 40.24  | 44.71  |
| 12 | 80.64 | 89.60  | 37 | 84.04  | 93.38  |
| 13 | 46.21 | 51.34  | 38 | 78.76  | 87.51  |
| 14 | 95.89 | 106.54 | 39 | 13.44  | 14.93  |
| 15 | 28.56 | 31.73  | 40 | 109.41 | 121.57 |
| 16 | 51.41 | 57.12  | 41 | 57.64  | 64.04  |
| 17 | 78.84 | 87.60  | 42 | 68.44  | 76.04  |
| 18 | 69.44 | 77.16  | 43 | 164.21 | 182.46 |
| 19 | 52.81 | 58.68  | 44 | 63.29  | 70.32  |
| 20 | 54.60 | 60.67  | 45 | 97.45  | 108.28 |
| 21 | 78.29 | 86.99  | 46 | 108.09 | 120.10 |
| 22 | 45.45 | 50.50  | 47 | 46.96  | 52.18  |
| 23 | 29.76 | 33.07  | 48 | 110.69 | 122.99 |
| 24 | 80.89 | 89.88  | 49 | 72.01  | 80.01  |
| 25 | 52.05 | 57.83  | 50 | 66.00  | 73.33  |

さて，これらの標本分散と不偏分散の平均を計算すると，

標本分散 $s^2$ の平均： $\dfrac{1}{50}(25.36 + 63.09 + \cdots + 66.00)$

$$= \dfrac{3398.44}{50} = 67.97$$

不偏分散 $u^2$ の平均： $\dfrac{1}{50}(28.18 + 70.10 + \cdots + 73.33)$

$$= \dfrac{3776.04}{50} = 75.52$$

となります．

ところで，500 名のデータを母集団とすると，その母分散は，(2.5) 式と同じ式で計算できます．まず，500 名の平均を求めます．

$$母平均\ \mu : \frac{1}{500}(169 + 169 + \cdots + 172) = \frac{85150}{500} = 170.3$$

となります．次に偏差の 2 乗の総和を求め，500 で割れば分散が求まります．

$$母分散\ \sigma^2 : \frac{1}{500}\{(169 - 170.3)^2 + (169 - 170.3)^2 + \cdots$$
$$+ (172 - 170.3)^2\} = \frac{36925}{500} = 73.85$$

ここで，**標本分散の平均と不偏分散の平均のどちらが母分散に近いか**をみてみましょう．

母分散 − 標本分散の平均 = 73.85 − 67.97 = 5.88

不偏分散の平均 − 母分散 = 75.52 − 73.85 = 1.67

ですので，不偏分散のほうが明らかに母分散に近い値であることがわかります． □

これを理論的に表したのが次の式です．

$$\sigma^2 = \frac{n}{n-1} E[S^2] = E[U^2]$$

この式は，母分散 $\sigma^2$，標本分散 $S^2$，不偏分散 $U^2$ の関係を表しています．すなわち，母分散の推定値としては (2.3) 式の不偏分散 $U^2$ が用いられ，実現値では (2.4) 式で求めることになります．

また，実現値での標本分散と不偏分散の関係は次のとおりです．

公式
$$\frac{n}{n-1} s^2 = u^2 \qquad (2.6)$$

では，これらの関係を以下の例で確かめてみましょう．

## 2-4 標本平均の分布・標本分散と不偏分散の違い

●**例 2-4** K市の入院患者全体を母集団とし，その収縮期血圧の分布 (母集団分布) の母分散を推定することを考えます．A病院の入院患者全体20名を標本として，次の表2-4から不偏分散を計算してみます．

表 2-4 (表 1-1 再掲) A病院の入院患者全体
(20名) の収縮期血圧 (mmHg)

| | |
|---|---|
| 134 | 123 |
| 112 | 159 |
| 99 | 127 |
| 105 | 144 |
| 171 | 128 |
| 114 | 128 |
| 143 | 150 |
| 115 | 150 |
| 98 | 120 |
| 137 | 136 |

すでに，第1章の例1-2で分散を計算しています．ここでは，表2-4のデータを標本値 (標本の実現値) としてみなすので，標本分散 $s^2$ は

$$s^2 = \frac{7366.55}{20} = 368.328$$

です．よって，(2.6) 式から不偏分散 $u^2$ は

$$u^2 = \frac{n}{n-1}s^2 = \frac{20}{19}s^2 = \frac{20 \times 368.328}{19} = 387.71$$

となります．これが母分散の推定値です． □

よって，すでに標本分散を計算している場合は，簡単に不偏分散を求めることができます．また逆も同じです．

しかし単に「分散」といった場合は，母分散なのか標本分散なのか，それとも不偏分散なのかを認識しておく必要があります．

### やってみよう 2！

　K市の入院患者全体を母集団とし，その拡張期血圧の分布 (母集団分布) の母分散を推定することを考えます．A病院の入院患者全体 20名を標本として，次の表 2-5 から母分散の推定値として不偏分散を計算してください．

表 2-5　A病院の入院患者全体 (20名) の拡張期血圧 (mmHg)

| | |
|---|---|
| 84 | 85 |
| 65 | 79 |
| 79 | 87 |
| 63 | 58 |
| 96 | 96 |
| 94 | 84 |
| 107 | 79 |
| 71 | 93 |
| 72 | 83 |
| 87 | 92 |

# 3
# 統計的検定とは

　この章では，推測統計のひとつの手法である統計的検定について学びます．
　まず，確率変数としての統計量を簡単に説明します．第 2 章では，標本平均，標本分散，不偏分散がそれぞれ確率分布をもち，**標本平均の平均 (期待値) が母集団分布の平均 (母平均) と一致すること**，また，**標本分散の平均は母集団分布の分散とは異なり，不偏分散の平均が母分散となること**を述べました．同様に，標本からつくる変数は確率分布をもち，それを統計量ということを述べました．本章では，統計量の分布を使って「検定」を行います．

---
① 独立性の検定の方法を理解する．
② 分散が等しいかどうかの検定を理解する．
③ 母平均の差の検定を理解する．

---

## 3-1　二つの物事 (現象) が独立しているか検定してみよう

　たとえば，生活習慣 (喫煙など) とある病気の関係を調べたいとします．また，ある薬の服用と病気が治るかどうかの関係を調べたいとします．その際によく使われるのが，二つの物事 (現象) が独立しているか (無関係か) を統計的に調べることです．その方法は，**独立性の検定**とよばれています．ここではその独立性の検定について考えます．

　まず，二つの物事が独立しているという仮定のもとで，標本からつくられる統計量と，その統計量の確率分布となる $\chi^2$-分布について説明します．(なお，$\chi^2$ は「カイジジョウ」と読みます．)
　そのまえに，準備として基本的な数学背景について説明しましょう．

## 3. 統計的検定とは

**離散分布と連続分布** 第1章では，度数の代わりに相対度数を縦軸にする縦棒グラフを描きました．離散的な(とびとびの)身長の実現値が入るような確率変数 $X$ は一般には**離散確率変数**といい，その確率は**離散確率密度関数**とよばれます．その分布を**離散分布**といいます．

たとえばサイコロの目は，確率変数 $X$ が 1 から 6 までの整数値をとるので離散分布しています．それぞれの目が同じ確率で出るとすると，確率変数 $X$ が実現値 1 の目となる確率は $\frac{1}{6}$ で，つまり確率変数 $X$ は先に述べたように，1 から 6 の目を確率的に入れる箱(その名前)と考えられます．

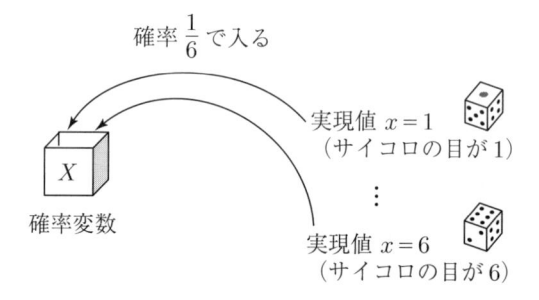

図 3-1 サイコロの目

したがって，分布は実現値そのもの，すなわち 1 から 6 までの目に対する確率の分布として定まります．それがとびとびの値をとるので離散分布になります．確率変数を $X$ とし実現値を $x$ とすると，下記のように離散確率密度関数 $f(x)$ を定めることができます (図 3-2)．

$$f(x) = P(X = x) \tag{3.1}$$

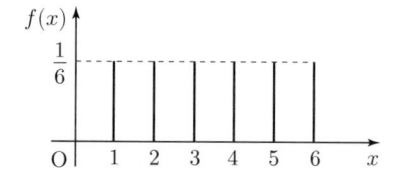

図 3-2 サイコロの目の確率を表す離散確率密度関数 $f(x)$

3-1 二つの物事 (現象) が独立しているか検定してみよう 41

一方，ものの長さとか重さとかは連続的に変化する変量です．身長 170 cm と聞いても厳密には整数値ではなくさまざまな値の近似値 (四捨五入したり切り上げしたりした値) です．そこで，確率変数が連続的な実現値をとりうる場合の分布を考えます．

図 3-3 をみると，その区間幅をどんどん小さくしてき，成人男性の数を多くしていくと身長は厳密には連続値ではないですが連続的とみなせる値をと

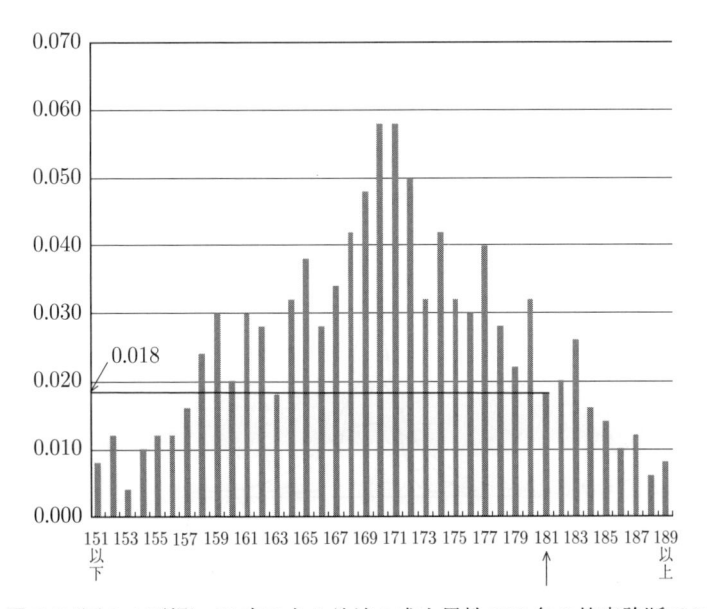

図 3-3 (図 2-1 再掲) K 市のある地域の成人男性 500 名の健康診断での身長 (cm) (相対度数)

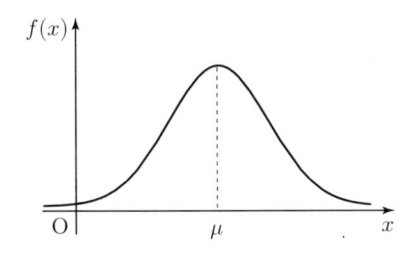

図 3-4 連続確率密度関数 $f(x)$．ここで，$\mu$ はこの分布の平均で，横軸の $x$ は連続確率変数 $X$ の実現値です．

ります．その形は一般に図 3-4 のような形になります (これを**正規分布**といいます．詳しくは下記で説明します)．確率変数 $X$ の実現値が連続的な値 (実数値) をとる場合も離散分布と同様に確率密度関数が定まります．連続的な値をとる $X$ を**連続確率変数**といい，その確率 $f(x)$ は**連続確率密度関数**とよばれます．また，その分布を**連続分布**といいます．

| 正 規 分 布 | 身長や体重など人に関するデータは，平均からの距離によって度数が少なくなるような釣り鐘型の分布をしていることが多く，それを連続的かつ理論的に表現したのが**正規分布**です (数式による表現は巻末の付録 A-2-2 参照)．正規分布は，人に関するデータ以外に，入試の得点，農作物や海産物等の重さや長さなど，あらゆるところに現れる非常に基本的かつ重要な分布です．平均 $\mu$，標準偏差 $\sigma$ の正規分布は図 3-5 のような形をしています．

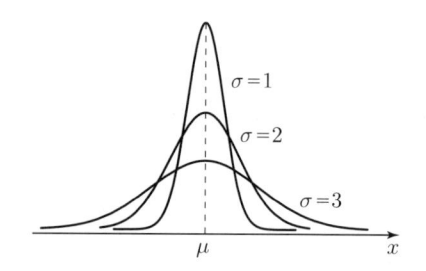

**図 3-5** 正規分布の確率密度関数

この正規分布は，平均 $\mu$ と分散 $\sigma^2$ のみで決まる分布なので，Normal Distribution の頭文字をとって $N(\mu, \sigma^2)$ と表します．平均 $\mu = 0$，分散 $\sigma^2 = 1$ の正規分布はとくに**標準正規分布**とよばれ，$N(0, 1)$ と表されます．(また正規分布は**誤差分布**または**ガウス分布**ともよばれています．より詳しくは参考文献 [1] を参照してください．)

| $\chi^2$-分布 | それでは，$\chi^2$-分布について説明しましょう．$\chi^2$-分布の確率密度関数 (数式による表現は巻末の付録 A-2-1 参照) は，自由度が $n$ のとき，図 3-6 のような形をしています．

自由度 $n$ によって $\chi^2$-分布の形が変化しているのがわかります．では，自由度とは何でしょうか．以下で説明します．自由度は**正規分布**と関係があり

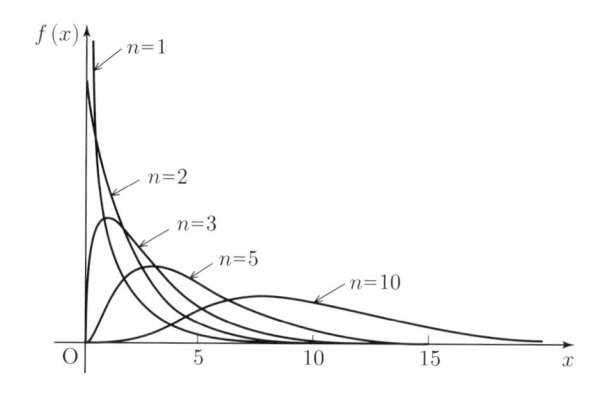

## 3-1 二つの物事 (現象) が独立しているか検定してみよう

図 3-6 $\chi^2$-分布の確率密度関数 ($n$：自由度)

ます．

[$\chi^2$-分布の自由度] 標準正規分布 $N(0,1)$ に従う独立な (まったく無関係に互いに起こりうる) $n$ 個の確率変数を $X_1, X_2, \cdots, X_n$ とすると，

> その 2 乗の和 (これを $\chi^2$ とします)
> $$\chi^2 = X_1^2 + X_2^2 + \cdots + X_n^2$$
> の分布は，自由度 $n$ の $\chi^2$-分布となることが知られています．

つまり $\chi^2$-分布の自由度 $n$ とは，標準正規分布に従う独立な (互いに無関係な) 確率変数の個数と考えてください (図 3-7 参照)．(ここで「$\chi^2$-分布」という表現は，確率変数 $X_i$ の 2 乗 $X_i^2$ の和にちなむといわれています (アルファベットの $X$ とギリシャ文字の $\chi$ の形の類似)．)

さて，標準正規分布の 2 乗の和の分布 (すなわち $\chi^2$-分布) を考えるのは，標本の分布が標準正規分布している場合には，標本分散は，標本と母平均の差 (偏差) の 2 乗の総和であるからです．(ここでは詳しくはふれませんが，標本分散の分布に $\chi^2$-分布が関係するからです．詳細は参考文献 [1] を参照してください．)

以上のことをふまえたうえで，この $\chi^2$-分布を用いて二つの事象が独立であることの検定の方法についてみてみましょう．

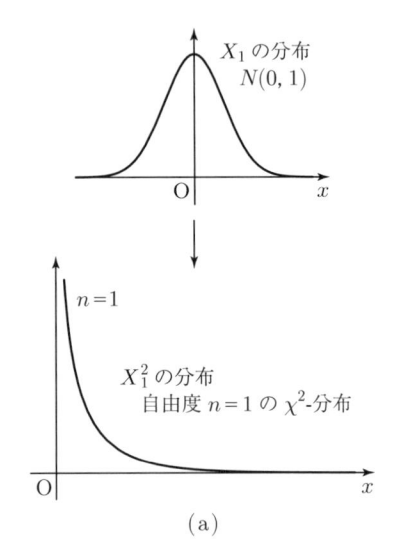

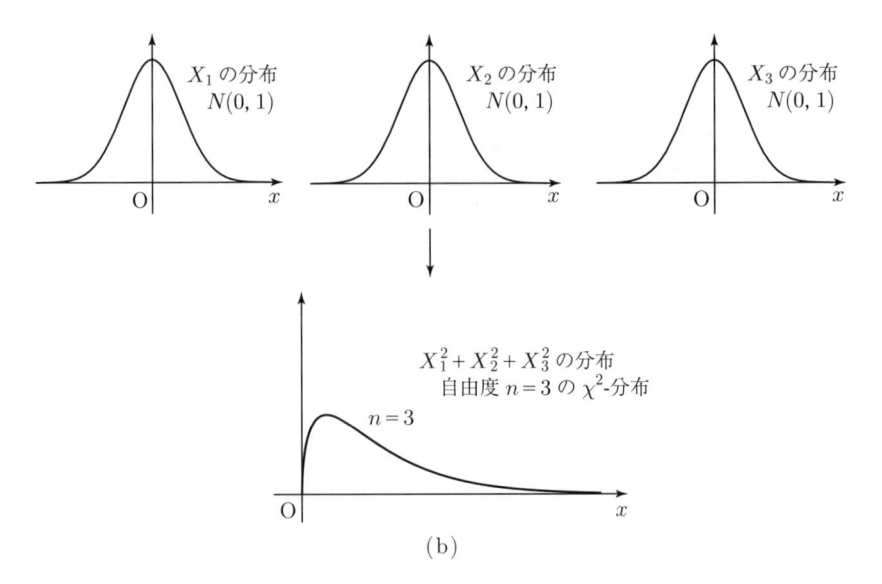

図 3-7 $\chi^2$-分布と標準正規分布 $N(0, 1)$ との関係

3-1 二つの物事 (現象) が独立しているか検定してみよう　　　　　　　　　45

●例 **3-1** (喫煙習慣と 2 型糖尿病が独立しているかの検定)　喫煙習慣が社会的に注目され，個人が嗜好 (愛煙家という言葉に代表される) しているから周囲が認知しようという立場がうすれ，本人はもとより，家族などの周囲にも健康に悪い影響を与えることが認知されつつあります．そこで 200 名の被験者を調査したところ，表 3-1 の結果が得られたとします．(これらの数値は**観測度数**とよばれます．)

表 3-1　2 型糖尿病と喫煙習慣の観測度数

| 2 型糖尿病＼喫煙習慣 | あり | なし | 合計 |
|---|---|---|---|
| 罹患している | 65 | 35 | 100 |
| 罹患していない | 45 | 55 | 100 |
| 合　計 | 110 | 90 | 200 |

ここで，喫煙習慣と 2 型糖尿病がまったく関係ない (独立している) と仮定します．

喫煙習慣のある者とない者の比率は，それぞれ $\frac{110}{200} = 0.55$ と $\frac{90}{200} = 0.45$ です．すなわち，喫煙習慣と 2 型糖尿病の罹患が独立ならば，2 型糖尿病を罹患している者に限っても，喫煙習慣のある者とない者とはその比率となるはずです．しかし表 3-1 によると，それとは異なる比率 $\frac{65}{100} = 0.65$ と $\frac{35}{100} = 0.35$ です．罹患していない者についても，異なる比率 $\frac{45}{100} = 0.45$ と $\frac{55}{100} = 0.55$ です．

では，この比率の差がどれほどあれば，2 型糖尿病の罹患と喫煙習慣の有無の独立性を疑えるのか (関係ありといえるのか) を考えます．

2 型糖尿病の罹患と喫煙習慣が独立なら，

(1) 2 型糖尿病を罹患している者について，喫煙習慣のある者と喫煙習慣のない者との比率と，全体の中での喫煙習慣のある者とない者との比率は等しく，それは $\frac{110}{200} = 0.55$ と $\frac{90}{200} = 0.45$ です．

(2) 2 型糖尿病を罹患していない者についても，喫煙習慣のある者と喫煙習慣のない者との比率と，全体の中での喫煙習慣のある者とない者との比率は等しく，それは $\frac{110}{200} = 0.55$ と $\frac{90}{200} = 0.45$ です．

そこで，この比率となるように人数で表をあらためて作成すると，独立であれば人数は (理論的には) 次の表 3-2 のようになります．

表 3-2  2 型糖尿病の罹患と喫煙習慣が独立であるときの理論的に期待される度数

| 2 型糖尿病＼喫煙習慣 | あり | なし | 合計 |
|---|---|---|---|
| 罹患している | 55 | 45 | 100 |
| 罹患していない | 55 | 45 | 100 |
| 合計 | 110 | 90 | 200 |

このように理論的に期待される度数は**期待度数**とよばれます．

次に，期待度数の一般的な計算のために，表 3-2 で用いた方法とは異なる方法で度数を求めてみます．

この表 3-2 で，2 型糖尿病を罹患していて喫煙習慣がある人数 55 は，全体の 200 名に 2 型糖尿病を罹患している割合 $\frac{100}{200}$ をかけたもの $200 \times \frac{100}{200} = 100$ に，喫煙習慣ありの割合 $\frac{110}{200} = 0.55$ をかけた値です．つまり，「2 型糖尿病を罹患していて喫煙習慣がある」場合の理論上期待される度数は，

$$(被験者総数\ 200) \times \left(2\ 型糖尿病を罹患している確率\ \frac{100}{200}\right)$$
$$\times \left(喫煙習慣がある確率\ \frac{110}{200}\right)$$

で計算できます．残りの 3 通りについても同様に，

$$(被験者総数) \times (2\ 型糖尿病罹患有無の確率) \times (喫煙習慣有無の確率)$$

で計算できますので，あらためて計算を行うと次のとおりになります．

① 「2 型糖尿病を罹患していて喫煙習慣がある」場合の期待度数は，

$$(被験者総数) \times (2\ 型糖尿病を罹患している確率) \times (喫煙習慣がある確率)$$
$$= 200 \times \frac{100}{200} \times \frac{110}{200} = 55$$

と計算できます．また，

## 3-1 二つの物事 (現象) が独立しているか検定してみよう

② (被験者総数) × (2 型糖尿病を罹患していない確率)
$$\times (喫煙習慣がある確率) = 200 \times \frac{100}{200} \times \frac{110}{200} = 55,$$

③ (被験者総数) × (2 型糖尿病を罹患している確率)
$$\times (喫煙習慣がない確率) = 200 \times \frac{100}{200} \times \frac{90}{200} = 45,$$

④ (被験者総数) × (2 型糖尿病を罹患していない確率)
$$\times (喫煙習慣がない確率) = 200 \times \frac{100}{200} \times \frac{90}{200} = 45$$

となり，計算した結果は，以下のとおりです．

表 3-3　2 型糖尿病と喫煙習慣の期待度数

| 2 型糖尿病＼喫煙習慣 | あり | | なし | | 合計 |
|---|---|---|---|---|---|
| 罹患している | ① | 55 | ③ | 45 | 100 |
| 罹患していない | ② | 55 | ④ | 45 | 100 |
| 合計 | 110 | | 90 | | 200 |

さて，次に独立性の検定で用いる統計量について考えます．

二つの事柄が**無関係** (**独立性**といいます) であれば，(上記のように) 観測度数と期待度数は一致します．逆に，その差が大きければ，独立性が疑われます．「観測度数と期待度数が一致する」という仮定のもとで，ある統計量が図 3-8 の**確率分布**をするとします (なぜこの分布が仮定できるかについては [独立性の検定] を参照)．図 3-8 の $\alpha$ の部分 (網掛けの部分で，**上側確率**ともいいます) にその統計量が入ると，めったに起こらないことが起こった (確率が小さいことが起こった) と判断して，「観測度数と期待度数が一致する」と

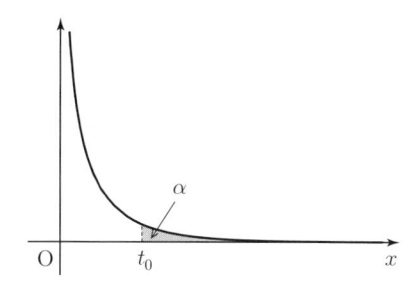

図 3-8　有意水準 $\alpha$ の統計量の分布の棄却域 (網掛け部分)

いう仮定は否定され，独立であるという仮定も否定されます．つまり二つの事柄に関連性があるといえます．これは仮説「二つの事柄は独立している」が**棄却**されたといいます．その「棄却されるのが目的の仮説」を一般に**帰無仮説** ($H_0$ と書きます) とよんでいます．このような方法は**統計的検定**の一種で，**独立性の検定** (p.49 参照) とよばれています．

ところで，**上側確率**は帰無仮説を棄却するかどうかの判断に大きくかかわっており，その領域 (**棄却域**といいます) が広ければ帰無仮説は容易に棄却されますが，その棄却が実際的な意味をもつかどうかは同時に疑問となります．また，逆に棄却域が狭いと帰無仮説を棄却できず意味がある結果を得られません．つまり，有意義な情報を与える棄却域を設定する必要があります．その棄却域が適切なものである，つまり，その設定に意味があるという水準を，**有意水準**とよんでいます (一般にはギリシャ文字の $\alpha$ (アルファ) を使います)．図 3-8 では，$\alpha$ はグラフの網掛け部分の面積で与えられます．また，検定に使う統計量を $X$ とするとき，図 3-8 で示される上側確率の左端の点 $t_0$ は，

$$P(X > t_0) = \alpha$$

という式を満たす値です．統計的検定での多くの有意水準 $\alpha$ は 0.05 (5%) です．すなわち，

$$P(X > t_0) = 0.05$$

を満たす値 $t_0$ が重要となり，棄却域の境目となります．帰無仮説が，ある有意水準でもって統計的検定により棄却されたとき，母平均などの比較の場合は，**有意な差がある**と表現することもあります．

このように，$\alpha$ の部分 (網掛けの部分) に統計量が入ると，めったに起こらないことが起こったと判断して帰無仮説を棄却する検定は**上側検定**とよばれています．たとえば，有意水準を $\alpha = 0.05$ (5%) とすると，確率 1 (100%) の領域 (原点より右側全部) でまんべんなく起こりうる統計量が上側の網掛け棄却域 (確率 0.05) の中に落ちたと考え，そもそも二つの事象が独立しているという (まったく無関係に起こりうる) 仮説が間違っていたと考えることになるのです．

## 3-1 二つの物事(現象)が独立しているか検定してみよう

[**独立性の検定**] では，先の例にもどって考えてみると，2型糖尿病の罹患は2通りの分類(罹患している，罹患していない)，喫煙習慣も2通りの分類(あり，なし)でした．それを少し一般的に書き直すと，次の表3-4となります．(なお，さらに分類の数が多い場合については巻末の付録 A-2-3 を参照してください．)

表3-4 二つの事柄(事象) A, B の独立性の検定 ($2 \times 2$ の場合)

| B \ A | $A_1$ | $A_2$ | 合計 |
|---|---|---|---|
| $B_1$ | $a$ | $b$ | $a+b$ |
| $B_2$ | $c$ | $d$ | $c+d$ |
| 合 計 | $a+c$ | $b+d$ | $n$ |

この場合，二つの事柄(事象)の独立性の検定は次のようになります．

分類 A についての二つの排反事象(同時には起こりえない事象)を $A_1$, $A_2$，分類 B についての二つの排反事象を $B_1$, $B_2$ とします．事象 $A_1$ と $B_1$ が同時に起こるときの観測度数を $a$ とします．そのほかの事象の組合せについて，同様に $b, c, d$ とし，$a+b+c+d = n$ とします．このとき，

> **統計量 (確率変数)**
>
> $$Y = \frac{\left(a - n \times \frac{a+b}{n} \times \frac{a+c}{n}\right)^2}{n \times \frac{a+b}{n} \times \frac{a+c}{n}} + \frac{\left(b - n \times \frac{a+b}{n} \times \frac{b+d}{n}\right)^2}{n \times \frac{a+b}{n} \times \frac{b+d}{n}}$$
>
> $$+ \frac{\left(c - n \times \frac{c+d}{n} \times \frac{a+c}{n}\right)^2}{n \times \frac{c+d}{n} \times \frac{a+c}{n}} + \frac{\left(d - n \times \frac{b+d}{n} \times \frac{c+d}{n}\right)^2}{n \times \frac{b+d}{n} \times \frac{c+d}{n}}$$
>
> の分布は，自由度1の $\chi^2$-分布に近似的になることが知られています．

二つの分類に関する帰無仮説 ($H_0$ と書きます) は,

$H_0$：分類 A と分類 B が互いに独立である．

です．つまり, $Y$ の分母にある $n \times \frac{a+b}{n} \times \frac{a+c}{n}$, $n \times \frac{a+b}{n} \times \frac{b+d}{n}$, $n \times \frac{c+d}{n} \times \frac{a+c}{n}$, $n \times \frac{b+d}{n} \times \frac{c+d}{n}$ は (それぞれ事象 $A_1$ と $B_1$, $A_2$ と $B_1$, $A_1$ と $B_2$, $A_2$ と $B_2$ が同時に起こる) 確率に $n$ をかけた期待度数なので, 帰無仮説は,「観測度数とそれに対する期待度数が等しい」です．

では, 喫煙習慣と 2 型糖尿病が「独立である」という帰無仮説のもとでの期待度数と, 調査で観測された度数 (観測度数) の差を計算してみます. そしてその差が大きければ, 独立であるという仮説は棄却されます. ただ, 単純に差の和をとると正負が打ち消し合って 0 となるかもしれないので, **差の平方 (2 乗) を期待度数で割ったものの総和** ($y$ とします) を考えます. 上記の [独立性の検定] から, $y$ は統計量として自由度 1 の $\chi^2$-分布に従います. ところで, 表 3-1 と表 3-2 から標本値 (実現値) の $y$ は

$$y = \frac{\left(65 - 200 \times \frac{100}{200} \times \frac{110}{200}\right)^2}{200 \times \frac{100}{200} \times \frac{110}{200}} + \frac{\left(35 - 200 \times \frac{100}{200} \times \frac{90}{200}\right)^2}{200 \times \frac{100}{200} \times \frac{90}{200}}$$
$$+ \frac{\left(45 - 200 \times \frac{100}{200} \times \frac{110}{200}\right)^2}{200 \times \frac{100}{200} \times \frac{110}{200}} + \frac{\left(55 - 200 \times \frac{100}{200} \times \frac{90}{200}\right)^2}{200 \times \frac{100}{200} \times \frac{90}{200}}$$
$$= 8.08$$

となります．すなわち,

$$y = \sum \frac{(観測度数 - 期待度数)^2}{期待度数}$$

で計算されます．

さて, この標本値の統計量 $y$ が有意水準 $\alpha = 0.05$ の棄却域に入ると, めったに起こらないことが起こったと判断し, 前提となる独立の仮定を棄却します. ここで付表の $\chi^2$-分布表から, 自由度 1 で上側確率 0.050 を与える点は $t_0 = 3.84146$ です.

表 3-5 $\chi^2$-分布 $(n=1, \alpha=0.050)$

| $n$ \ $\alpha$ | 0.975 | 0.950 | 0.050 |
|---|---|---|---|
| 1 | 0.00098 | 0.00393 | 3.84146 |
| 2 | 0.05064 | 0.10259 | 5.99146 |
| 3 | 0.21580 | 0.35185 | 7.81473 |
| 4 | 0.48442 | 0.71072 | 9.48773 |
| 5 | 0.83121 | 1.14548 | 11.07050 |

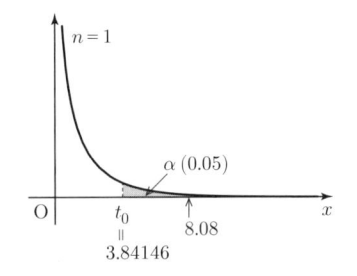

つまり，$y$ が点 $t_0 = 3.84146$ より大きければ，2 型糖尿病の罹患と喫煙習慣は独立していないとの結果を得ます．$y = 8.08$ は $t_0 = 3.84146$ より大きいので，帰無仮説「2 型糖尿病の罹患と喫煙習慣は独立である」が棄却され，「2 型糖尿病罹患の罹患者」において「喫煙習慣あり」の割合が「喫煙習慣なし」よりも高いことから，喫煙習慣が 2 型糖尿病の原因となっているとの疑いが生じます． □

## 3-2 二つの母集団の分散が異なっているか検定してみよう

まず，二つの母集団の例を示します．第 1 章，第 2 章では K 市の A 病院の入院患者全体を母集団や標本として扱いました．ここでは，母分散の比較を標本値から行うために，新たに M 市の B 病院の患者全体をもう一つの標本とします．つまり，M 市全体の入院患者をもう一つの母集団とします．二つの母集団を区別するため K 市の入院患者全体を母集団 K とし，M 市（人口 150 万人とします）の入院患者全体を母集団 M とし，それぞれの標本を標

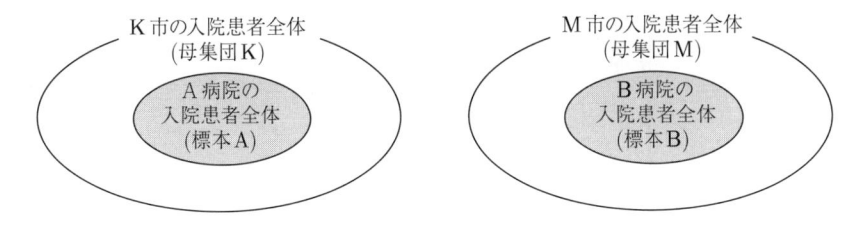

図 3-9 調査の対象となる入院患者

本 A, 標本 B とします. M 市の入院患者全体についても全数調査ができないとします. 具体例として, 図 3-9 で示される母集団について考察します.

帰無仮説としては,

H$_0$: K 市の入院患者全体 (母集団 K) の収縮期血圧の分散 $\sigma_A^2$ と, M 市の入院患者全体 (母集団 M) の収縮期血圧の分散 $\sigma_B^2$ は等しい,

すなわち $\sigma_A^2 = \sigma_B^2$ とします.

次に, 標本 A (大きさを $m$ とします) と標本 B (大きさを $n$ とします) から求められる不偏分散をそれぞれ $U_A^2, U_B^2$ とします. このとき,

統計量
$$F = \frac{\dfrac{U_A^2}{\sigma_A^2}}{\dfrac{U_B^2}{\sigma_B^2}} \qquad (3.2)$$

の分布は, 自由度が $(m-1, n-1)$ の F-分布 (付録 A-2-4 参照) になることが知られています.

さて, F-分布は一般に図 3-10 のようなグラフになります.

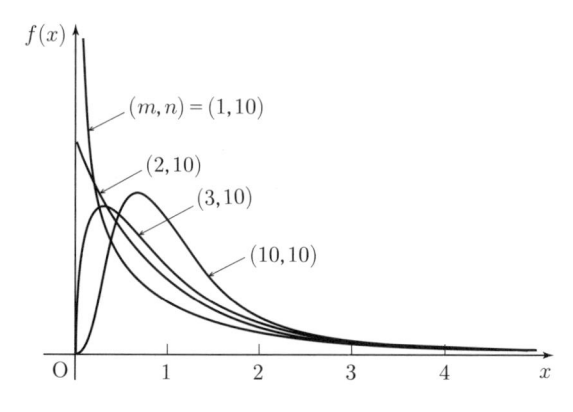

図 3-10 F-分布の確率密度関数 ($(m, n)$: 自由度)

## 3-2 二つの母集団の分散が異なっているか検定してみよう

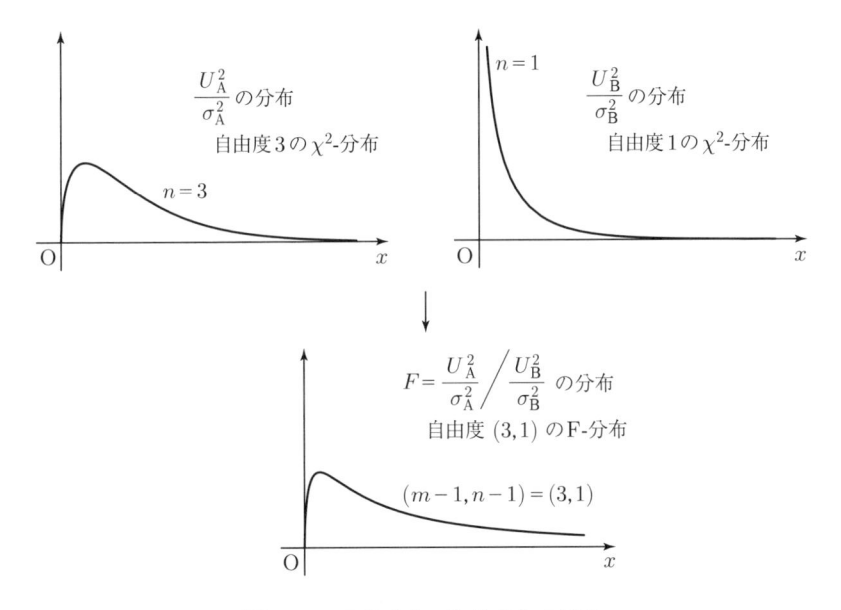

**図 3-11** F-分布と $\chi^2$-分布との関係

ここで,「自由度 $m, n$」とは,標本 A の大きさ $m$ と標本 B の大きさ $n$ を表しますが,先に述べたように分散が偏差の 2 乗の総和であることから,F-分布と $\chi^2$-分布とは関係があり,その自由度も関係があります.つまり,(3.2) 式の $F$ の分子 $\dfrac{U_A^2}{\sigma_A^2}$ は不偏分散を母分散で割ったもので,分母 $\dfrac{U_B^2}{\sigma_B^2}$ も同様に不偏分散を母分散で割ったものです.分子は自由度 $(m-1)$ の $\chi^2$-分布をし,分母の分布は自由度 $(n-1)$ の $\chi^2$-分布をします (図 3-11, 詳細は参考文献 [1] 参照).

さて,F-分布を考える理由は,母分散が同じ $(\sigma_A^2 = \sigma_B^2)$ と仮定すれば,母分散を分子と分母から消し去ることができ,不偏分散の比が統計量として検定に使えることと深く関係があるからです.

それでは,実際に帰無仮説 $\sigma_A^2 = \sigma_B^2$ のもとで検定を行ってみます.帰無仮説は $\sigma_A^2 = \sigma_B^2$ であるので,(3.2) 式は

$$F = \frac{U_A^2}{U_B^2} \tag{3.3}$$

となります．この統計量 $F$ は自由度が $(m-1, n-1)$ の F-分布をします．実際には，標本値 (実現値) から (3.3) 式で計算される不偏分散の比を使って**両側検定** (統計量 $F$ の値が 1 未満でも検定可能) をします[1]．有意水準を $2\alpha$ ($= 0.05$) とすると，帰無仮説の棄却域は図 3-12 の網掛け部分のところとなります．F-分布を用いたこのような検定は **F-検定**とよばれています．なお，実際の検定では $F = \dfrac{U_A^2}{U_B^2}$ が 1 以上となるように標本 (A と B) を入れ替えます．そうすると棄却域は上側のみになるので，有意水準 $\alpha$ でもって上側検定をします (図 3-12)．すなわち $U_A^2 \geqq U_B^2$ となるように標本 A と標本 B を入れ替えて上側検定します．それにともなって自由度も入れ替える必要があるので注意が必要です．ここではふれませんが，F-検定は分散分析 (二つ以上の母平均が等しいかどうかの検定) にも用いられます．

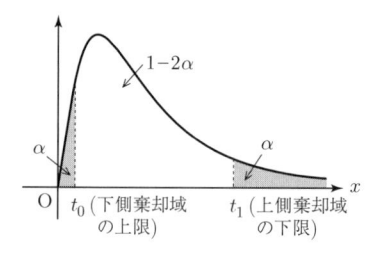

図 3-12 有意水準 $2\alpha$ であるときの棄却域 (F-検定)

●例 3-2 (二つの母集団の等分散の検定 (帰無仮説が棄却されない場合))
母集団 K と M の収縮期血圧は母平均がそれぞれ $\mu_A$, $\mu_B$ で母分散が $\sigma_A^2$, $\sigma_B^2$ の正規分布をするとします．正規分布はそれぞれ $N(\mu_A, \sigma_A^2)$ と $N(\mu_B, \sigma_B^2)$ と表記されます．

この二つの母集団の分散が等しいかどうかを検定します．標本値としては，それぞれの収縮期血圧 (mmHg) とします．標本 A の大きさは A 病院の入院患者全体の人数 16 名と同じ 16 で，標本 B の大きさは B 病院の入院患

---

1) エクセルの関数 FTEST を用いた F-検定では，FTEST が両側確率を返すので，その両側確率が $2\alpha$ 未満のとき，帰無仮説を棄却します (巻末の付録 A-1-5 参照)．

3-2 二つの母集団の分散が異なっているか検定してみよう　　　　55

表 3-6　A 病院と B 病院の入院患者の
　　　　収縮期血圧 (mmHg)

| A 病院 | | B 病院 | |
|---|---|---|---|
| 134 | 123 | 139 | 143 |
| 112 | 159 | 110 | 151 |
| 99 | 127 | 116 | 137 |
| 105 | 144 | 102 | 147 |
| 171 | 128 | 180 | 143 |
| 114 | 128 | 144 | 121 |
| 143 | 150 | 158 | 147 |
| 115 | 150 | 106 | 151 |
| | | 126 | 140 |
| | | 156 | 140 |
| | | 125 | 149 |
| | | 112 | 124 |
| | | 147 | 120 |

者全体の人数 26 名と同じ 26 とします (表 3-6 参照). 標本 A と標本 B は無作為抽出された標本とみなし, 母集団と同じ分布をすると仮定します.

それぞれの不偏分散を計算します. まずそれぞれの平均 ($\bar{x}_A$, $\bar{x}_B$ とします) は, 公式

$$\bar{x} = \frac{1}{n}(x_1 + x_2 + \cdots + x_n)$$

から,

$$\bar{x}_A = 131.375, \qquad \bar{x}_B = 135.923$$

となります (演習：計算してみましょう). そして不偏分散 (それぞれ $u_A^2$ と $u_B^2$ とします) は, 2-4 節の (2.4) 式

$$u^2 = \frac{1}{n-1}\{(x_1 - \bar{x})^2 + (x_2 - \bar{x})^2 + \cdots + (x_n - \bar{x})^2\}$$

を用いて,

$$u_A^2 = \frac{6129.75}{16-1} = 408.65, \qquad u_B^2 = \frac{8559.85}{26-1} = 342.39$$

となります (分子は偏差の 2 乗の総和). したがって, 標本値で計算される不偏分散の比 $f$ は

$$f = \frac{u_A^2}{u_B^2} = \frac{408.65}{342.39} = 1.194$$

となります．このとき，両側の確率 (有意水準 $2\alpha$) の部分 (図 3-12 の網掛けの部分) に統計量が入ると，めったに起こらないことが起こったと判断して帰無仮説を棄却する検定は**両側検定**とよばれます．

不偏分散 $u_A^2$ と $u_B^2$ の大小関係によって両側の部分に入る可能性があるので，$2\alpha = 0.05$ で F-検定かつ両側検定を本来は行いますが，実際には $f = 1.194$ で 1 以上の値なので $\alpha = 0.025$ とし，標本 A と標本 B の入れ替えはしないでそのまま上側検定します．したがって自由度は，それぞれの標本の大きさから 1 を引いた，

$$m - 1 = 16 - 1 = 15, \qquad n - 1 = 26 - 1 = 25$$

となります．次に，F-分布表から $m = 15$, $n = 25$, $\alpha = 0.025$ の箇所を読みとります[2]．

表 3-7　F-分布表 ($m = 15$, $n = 25$, $\alpha = 0.025$)

| $n$ \ $m$ | 1 | 2 | $\cdots$ | 15 |
|---|---|---|---|---|
| 1 | 647.78901 | 799.50000 | | 984.86684 |
| 2 | 38.50633 | 39.00000 | | 39.43126 |
| . | | | | |
| . | | | | |
| . | | | | |
| 25 | 5.68637 | 4.29093 | | 2.41095 |

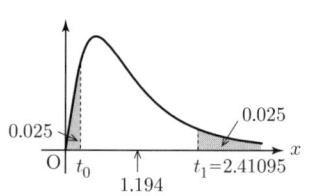

求められる上側の棄却域の下限は $t_1 = 2.41095$ です (表 3-7)．$f = 1.194$ ($< t_1 = 2.41095$) ですので，帰無仮説は棄却されず，有意に分散に差があるとはいえないことになります．つまり，この場合は，分散が等しいとみなすことになります．帰無仮説が棄却される場合 (次の例 3-3) も含めて，このような検定を**等分散の検定**とよんでいます．　　　□

---

[2]　なお，自由度を求める計算式 $m - 1$, $n - 1$ に現れる $m$, $n$ はそれぞれ標本の大きさであり，F-分布表における $m$, $n$ とは異なるものを表していることに注意しておこう．(以下同様である．)

## 3-2 二つの母集団の分散が異なっているか検定してみよう

●例 3-3 (二つの母集団の等分散の検定 (帰無仮説が棄却される場合))

例 3-2 では，K 市と M 市というように別々の市を母集団と考えましたが，ほかの例として K 市の入院患者のうち，血圧を下げる治療を受ける前の入院患者と治療を受けた後の入院患者をそれぞれ分けて，異なる母集団として考えることにします (図 3-13)．また，それらの標本として，A 病院の入院患者全体は治療前の患者で，C 病院の入院患者全体は治療後の患者と考えます．

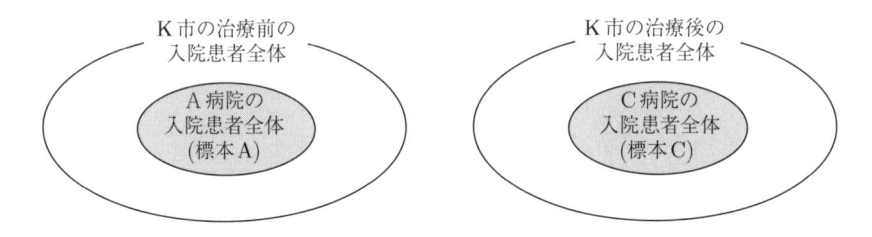

図 3-13 調査の対象となる入院患者 (K 市の治療前と治療後の入院患者)

同じ K 市での高血圧症の治療前の母集団 A と治療後の母集団 C の収縮期血圧は，母平均がそれぞれ $\mu_A, \mu_C$ で，母分散が $\sigma_A^2, \sigma_C^2$ の正規分布をするとします．正規分布はそれぞれ $N(\mu_A, \sigma_A^2)$ と $N(\mu_C, \sigma_C^2)$ と表記されます．

この二つの母集団の分散が等しいかどうかを検定します．標本値としては，それぞれの収縮期血圧 (mmHg) とします．標本 A の大きさ ($m$ とします) は A 病院の入院患者全体の人数 16 名と同じ 16 で，標本 C の大きさ ($n$ とします) は C 病院の入院患者全体の人数 24 名と同じ 24 とします (表 3-8 参照)．標本 A と標本 C を無作為抽出された標本とみなし，母集団と同じ分布をすると仮定します．

A 病院の入院患者の収縮期血圧は表 3-6 と同じなので，その不偏分散 ($u_A^2$ とします) は

$$u_A^2 = \frac{6129.75}{16-1} = 408.65$$

となります．また，C 病院の収縮期血圧の平均 ($\overline{x}_C$ とします) は，

$$\overline{x}_C = \frac{1}{24}(139 + 121 + \cdots + 124) = 133.042$$

となります．そして，不偏分散 ($u_C^2$ とします) は，2-4 節の (2.4) 式

表 3-8　A 病院と C 病院の入院患者の収縮期血圧 (mmHg)

| A 病院 | | C 病院 | |
|---|---|---|---|
| 134 | 123 | 139 | 143 |
| 112 | 159 | 121 | 148 |
| 99 | 127 | 116 | 137 |
| 105 | 144 | 102 | 132 |
| 171 | 128 | 142 | 131 |
| 114 | 128 | 144 | 121 |
| 143 | 150 | 140 | 130 |
| 115 | 150 | 116 | 144 |
| | | 126 | 145 |
| | | 150 | 140 |
| | | 125 | 149 |
| | | 128 | 124 |

$$u^2 = \frac{1}{n-1}\{(x_1 - \overline{x})^2 + (x_2 - \overline{x})^2 + \cdots + (x_n - \overline{x})^2\}$$

を用いて,

$$u_C^2 = \frac{1}{24}\{(139 - 133.042)^2 + (121 - 133.042)^2 + \cdots + (124 - 133.042)^2\}$$

$$= \frac{3546.96}{24 - 1} = 154.22$$

となります (分子は偏差の 2 乗の総和). したがって, 標本値で計算される不偏分散の比 $f$ は

$$f = \frac{u_A^2}{u_C^2} = \frac{408.65}{154.22} = 2.6499$$

となります.

不偏分散 $u_A^2$ と $u_C^2$ の大小関係によって両側の部分に入る可能性があるので, $2\alpha = 0.05$ で F-検定かつ両側検定を本来行いますが, この例の場合にも実際には $f = 2.6499$ で 1 以上の値なので $\alpha = 0.025$ とし, 標本 A と標本 C の入れ替えはしないで上側検定します. したがって自由度は, それぞれの標本の大きさから 1 を引いた,

$$m - 1 = 16 - 1 = 15, \quad n - 1 = 24 - 1 = 23$$

となり，F-分布表から求められる上側の棄却域の下限は $t_1 = 2.63740$ です(表 3-9)．ここで $f = 2.6499 \, (> t_1 = 2.63740)$ ですので，帰無仮説は棄却され，有意に差があることになります．

表 3-9　F-分布表 ($m = 15$, $n = 23$, $\alpha = 0.025$)

| $n \backslash m$ | 1 | 2 | $\cdots$ | 15 |
|---|---|---|---|---|
| 1 | 647.78901 | 799.50000 | | 984.86684 |
| 2 | 38.50633 | 39.00000 | | 39.43126 |
| . | | | | |
| . | | | | |
| 23 | 2.61521 | 2.56994 | | 2.63740 |

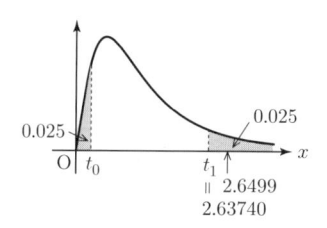

つまり，K 市の入院患者のうち，血圧を下げる治療を受ける前の入院患者と治療を受けた後の入院患者の母分散には有意に差があると結論できます．□

## 3-3　二つの母集団の平均に差があるか検定してみよう

ここでは，

> ① 母分散が等しいとみなせるかそうでないか．
> ② 標本に 1 対 1 の対応 (同じ被験者の治療前，治療後など) があるかどうか．
> ③ 標本に 1 対 1 の対応がある場合は，母分散が等しいかどうかを検定する必要がない．

によって，母平均の差の検定方法が 3 通りあることを理解します．

### 3-3-1　二つの母集団間の母分散が等しく 1 対 1 の対応がない場合

母分散が等しい ($\sigma_A = \sigma_B = \sigma$) 二つの母集団 A, B からの標本を考えます．それぞれの標本の大きさは $m$ と $n$ とします．母集団はそれぞれ正規分布 $N(\mu_A, \sigma^2)$, $N(\mu_B, \sigma^2)$ をするとします．それぞれの標本平均を $\overline{X}_A$, $\overline{X}_B$ とし，また標本分散を $S_A^2$, $S_B^2$ とします．このとき，

統計量
$$T = \frac{\overline{X}_A - \overline{X}_B - (\mu_A - \mu_B)}{\sqrt{\dfrac{1}{m} + \dfrac{1}{n}}\sqrt{\dfrac{mS_A^2 + nS_B^2}{m+n-2}}} \quad (3.4)$$

は，自由度 $(m+n-2)$ の t-分布 (t-分布の確率密度関数については巻末の付録 A-2-5 参照) をすることが知られています．

なお t-分布は，釣り鐘型の，標準正規分布によく似た左右対称の形をしています (図 3-14)．

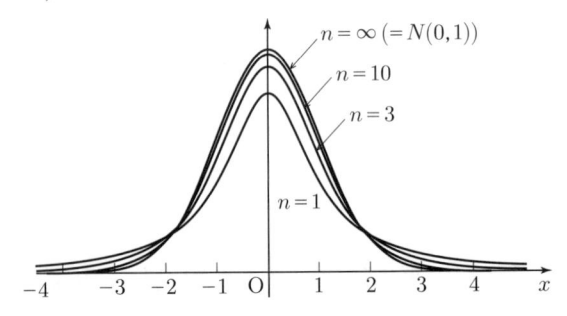

図 **3-14** t-分布の確率密度関数 ($n$：自由度)

二つの母集団の分布が正規分布で，それらの母分散が等しいという仮定のもと，(3.4) 式の統計量 $T$ は母分散 $\sigma$ を含まないこと，さらに母平均が含まれていることから，母平均の差の検定に用いられます．

また，t-分布はいままで述べてきた標準正規分布，$\chi^2$-分布，F-分布に関係しています．以下にそれを説明します．

確率変数 $X$ が標準正規分布 $N(0,1)$ をし，確率変数 $Y$ が自由度 $n$ の $\chi^2$-分布をするとき，確率変数

$$T = \frac{X}{\sqrt{\dfrac{Y}{n}}} \quad (3.5)$$

は，自由度 $n$ の t-分布をすることが知られています (参考文献 [1] 参照)．すなわち，t-分布の自由度は，(3.5) 式の分母にある確率変数 $Y$ に由来すると

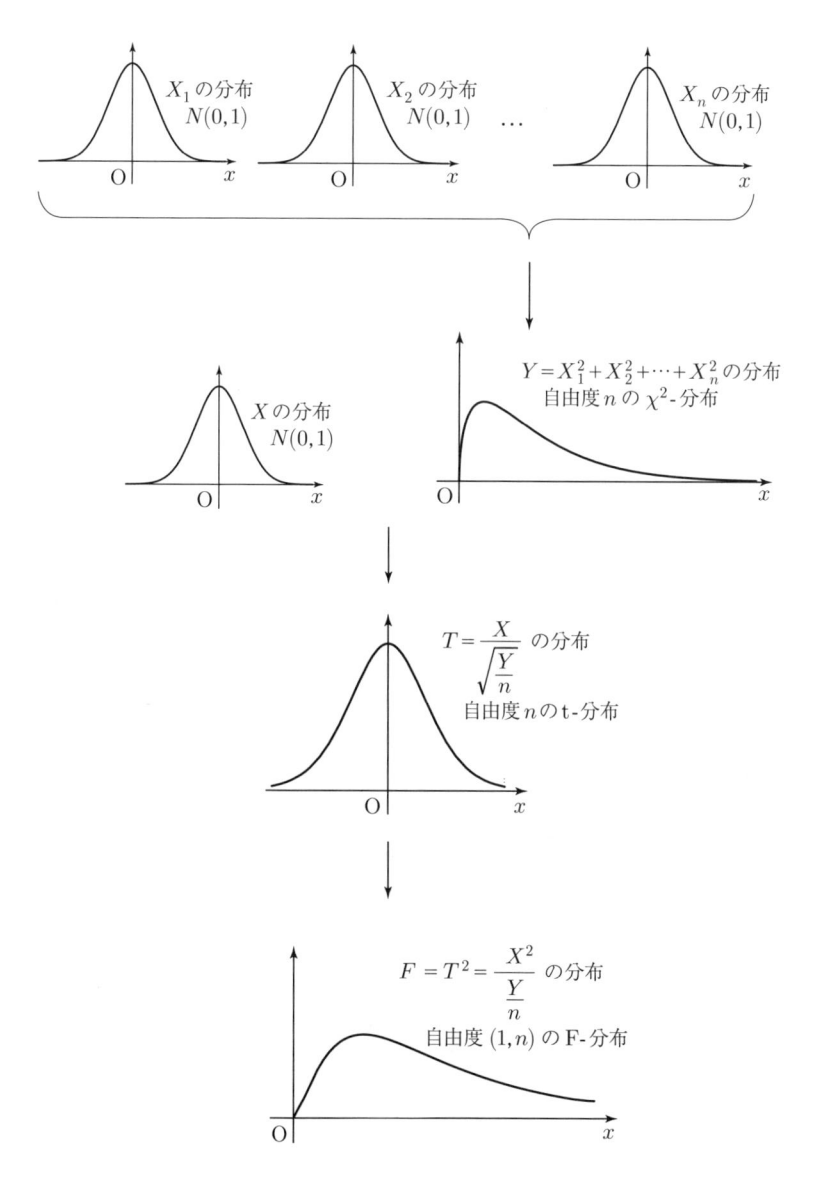

3-3 二つの母集団の平均に差があるか検定してみよう　　　　　　　　　　61

図 3-15 標準正規分布 $N(0,1)$，$\chi^2$-分布，t-分布，F-分布の関係

も考えることができます．この確率変数 $T$ を 2 乗し，分子を 1 で割ると，

$$T^2 = \frac{\dfrac{X^2}{1}}{\dfrac{Y}{n}}$$

となりますが，分子 $\dfrac{X^2}{1}$ は自由度 1 の $\chi^2$-分布をする確率変数 $X^2$ をその自由度 1 で割ったもので，分母 $\dfrac{Y}{n}$ は自由度 $n$ の $\chi^2$-分布をする確率変数 $Y$ をその自由度 $n$ で割ったものなので，$T^2$ は自由度 $(1, n)$ の F-分布をします．(これらの性質を用いて，(3.4) 式の意味については巻末の付録 A-2-5 で説明します．図 3-15 参照．)

さて，検定に話を戻します．もしそれぞれの母平均が等しい，すなわち $\mu_A - \mu_B = 0$ であれば，(3.4) 式は，

公式
$$T = \frac{\overline{X}_A - \overline{X}_B}{\sqrt{\dfrac{1}{m} + \dfrac{1}{n}} \sqrt{\dfrac{mS_A^2 + nS_B^2}{m+n-2}}} \tag{3.6}$$

となります．これを使えば，母平均が等しいかどうかの検定が可能となります．また，$\mu_A - \mu_B = d$ とすれば，**母平均の差の検定**が可能となります．なお，母平均の差には正負がありうるので，t-分布については両側確率で検定を考える必要があります (図 3-16)．t-分布を使った検定を **t-検定**とよんでいます．

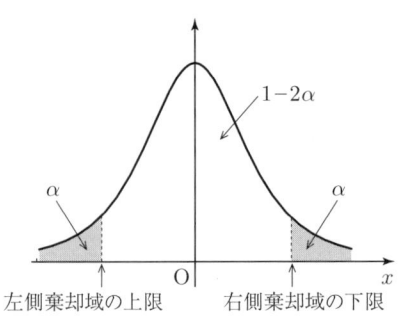

図 3-16　t-分布の確率密度関数と有意水準 $2\alpha$ のときの棄却域 (網掛け部分)

3-3 二つの母集団の平均に差があるか検定してみよう　　　63

母平均の差の検定は，標本どうしに対応がない場合に

> （ⅰ）等分散の検定により母分散が等しいとみなせる場合かどうか，
> （ⅱ）(3.6)式の $T$ が t-分布をすることを用いて母平均の差の検定を行う．

によって，2段階となります．

それでは具体的な次のデータで検定を行います．

表 3-10 (表 3-6 再掲)　A 病院と B 病院の入院患者の収縮期血圧 (mmHg)

| A 病院 | | B 病院 | |
|---|---|---|---|
| 134 | 123 | 139 | 143 |
| 112 | 159 | 110 | 151 |
| 99  | 127 | 116 | 137 |
| 105 | 144 | 102 | 147 |
| 171 | 128 | 180 | 143 |
| 114 | 128 | 144 | 121 |
| 143 | 150 | 158 | 147 |
| 115 | 150 | 106 | 151 |
|     |     | 126 | 140 |
|     |     | 156 | 140 |
|     |     | 125 | 149 |
|     |     | 112 | 124 |
|     |     | 147 | 120 |

●例 3-4 (母分散が等しい場合の二つの母集団の平均の差 (母平均の差) の検定) (表 3-10)

（ⅰ）等分散の検定：　3-2 節の例 3-2 の検定から母分散が同じとみなせることから，(3.6)式の $T$ を統計量として母平均の差の検定ができます．

（ⅱ）母平均の差の検定：　帰無仮説 $H_0$ として「母平均の差が 0 である」，すなわち母平均が等しいとします．(3.6)式を標本値 (実現値) に変え，値

$$t = \frac{\bar{x}_A - \bar{x}_B}{\sqrt{\dfrac{1}{m} + \dfrac{1}{n}}\sqrt{\dfrac{ms_A^2 + ns_B^2}{m+n-2}}} \tag{3.7}$$

を計算します．すると，

$$t = \frac{131.38 - 135.92}{\sqrt{\dfrac{1}{16} + \dfrac{1}{26}}\sqrt{\dfrac{16 \times 383.11 + 329.23}{16 + 26 - 1}}} = -0.75$$

となります．

次に，自由度 $(m+n-2)$ の t-分布の統計表で両側検定（有意水準 $2\alpha = 0.05$）として棄却域の右側の下限，負であれば左側の上限を求め，帰無仮説が棄却できるかどうか検討します．負であるので左側の棄却域の上限を求めます．まず，自由度 $m + n - 2 = 16 + 26 - 2 = 40$ で上側確率 $\alpha = 0.025$ の棄却域の下限を付表の t-分布表から読みとると，$t_1 = 2.02108$ となります（表 3-11）．

表 3-11 自由度 $m + n - 2 = 40$ で上側確率 $\alpha = 0.025$ の棄却域の下限

| $n$ \ $\alpha$ | 0.250 | 0.100 | ⋯ | 0.025 |
|---|---|---|---|---|
| 1 | 1.00000 | 3.07768 | | 12.70620 |
| 2 | 0.81650 | 1.88562 | | 4.30265 |
| ⋮ | | | | |
| 40 | 0.68067 | 1.30308 | | 2.02108 |

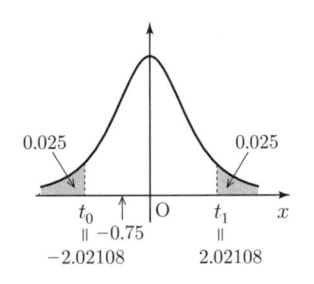

ところで，t-分布は左右対称なので $t_0 = -2.02108$ となり，この値よりも $-0.75$ は大きいので棄却域にこの値は入りません．つまり，帰無仮説は棄却できない．つまり，母平均に有意な差はないとなります．　　□

### 3-3-2　二つの母集団間の母分散が等しくなく 1 対 1 の対応がない場合

前項の (i) 等分散の検定において母分散が等しくないとの検定結果を得た場合には，**ウェルチ (Welch) の方法**とよばれる近似 t-検定で，母平均の差の検定を行います．

［ウェルチの方法］　標本 A の大きさを $m$，標本平均を $\overline{x}_A$，不偏分散を $u_A^2$ とします．同様に，標本 B の大きさを $n$，標本平均を $\overline{x}_B$，不偏分散を $u_B^2$ とします．

## 3-3 二つの母集団の平均に差があるか検定してみよう

① まず，自由度の近似値を求めます．

$$a = \frac{\dfrac{u_A^2}{m}}{\dfrac{u_A^2}{m} + \dfrac{u_B^2}{n}} \tag{3.8}$$

を計算します．そして自由度の近似値 $\varphi$ (ファイ) を次のように求めます．

$$\frac{1}{b} = \frac{a^2}{m-1} + \frac{(1-a)^2}{n-1} \tag{3.9}$$

より，

$$\varphi = [b]. \tag{3.10}$$

ここで $[b]$ は**ガウス記号**とよばれ，$b$ の整数部を表します．たとえば $\varphi = [4.5] = 4$ です．

② このとき，帰無仮説 $H_0 : \mu_A - \mu_B = 0$ のもとで，

統計量

$$t = \frac{\overline{x}_A - \overline{x}_B}{\sqrt{\dfrac{u_A^2}{m} + \dfrac{u_B^2}{n}}} \tag{3.11}$$

は近似的に自由度 $\varphi = [b]$ の t-分布をすることが知られています．

そこで，母平均の差の検定は，標本どうしに対応がない場合に

(ⅰ) 等分散の検定により母分散が等しくないとみなせる場合かどうか，
(ⅱ) (3.11) 式が t-分布をすることを用いて母平均の差の検定を行う．

によって，2 段階となります．

それでは具体的な次のデータ (表 3-12) で検定を行います．

● **例 3-5** (母分散が等しくない場合の母平均の差の検定 (ウェルチの方法))
母集団と標本は図 3-17 のとおりです．

D 病院の入院患者全体 25 名を標本 D とし，E 病院の入院患者全体 19 名を標本 E とします．標本 D の大きさ ($m$ とします) は D 病院の入院患者全体の人数 25 名と同じ 25 とします．標本 E の大きさ ($n$ とします) は E 病院の入院患者全体の人数 19 名と同じ 19 とします (表 3-12)．

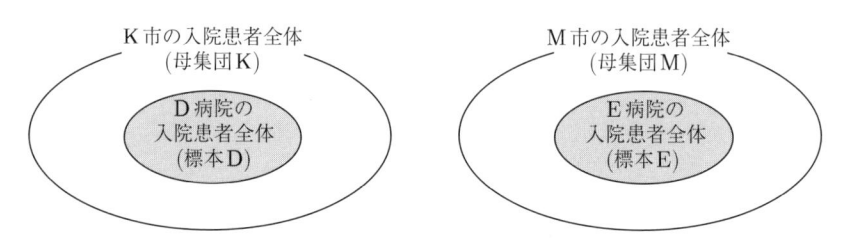

図 K市の入院患者全体 (母集団K) を含む D病院の入院患者全体 (標本D)、M市の入院患者全体 (母集団M) を含む E病院の入院患者全体 (標本E)

図 3-17　調査の対象となる入院患者

表 3-12　D病院とE病院の入院患者の収縮期血圧 (mmHg)

| D病院 | | E病院 | |
|---|---|---|---|
| 139 | 143 | 139 | 143 |
| 135 | 151 | 121 | 128 |
| 128 | 137 | 116 | 137 |
| 130 | 147 | 131 | 132 |
| 180 | 143 | 122 | 131 |
| 144 | 121 | 127 | 121 |
| 158 | 147 | 121 | |
| 136 | 151 | 120 | |
| 126 | 140 | 138 | |
| 156 | 140 | 138 | |
| 125 | 149 | 125 | |
| 138 | 128 | 131 | |
| 147 | | 130 | |

(ⅰ) **等分散の検定**：それぞれの不偏分散を計算します．まず，それぞれの平均 ($\bar{x}_D, \bar{x}_E$ とします) は，公式

$$\bar{x} = \frac{1}{n}(x_1 + x_2 + \cdots + x_n)$$

から，

$$\bar{x}_D = 141.56, \quad \bar{x}_E = 129.00$$

となります (**演習**：計算してみましょう)．そして不偏分散 (それぞれ $u_D^2, u_E^2$ とします) は，2-4 節の (2.4) 式

$$u^2 = \frac{1}{n-1}\{(x_1 - \bar{x})^2 + (x_2 - \bar{x})^2 + \cdots + (x_n - \bar{x})^2\}$$

3-3 二つの母集団の平均に差があるか検定してみよう

を用いて,

$$u_{\mathrm{D}}^2 = \frac{3848.16}{25-1} = 160.34, \qquad u_{\mathrm{E}}^2 = \frac{1056.00}{19-1} = 58.67$$

となります (分子は偏差の 2 乗の総和). よって, 標本値で計算される不偏分散の比 $f$ は,

$$f = \frac{u_{\mathrm{D}}^2}{u_{\mathrm{E}}^2} = \frac{160.34}{58.67} = 2.73$$

となります.

 不偏分散 $u_{\mathrm{D}}^2$ と $u_{\mathrm{E}}^2$ の大小関係によって両側の部分に入る可能性があるので, $2\alpha = 0.05$ で F-検定かつ両側検定を行いますが, 実際には $f = 2.73$ で 1 以上の値なので $\alpha = 0.025$ とし, 標本 D と標本 E の入れ替えはしないで上側検定します. したがって自由度は, それぞれの標本の大きさから 1 を引いた

$$m - 1 = 25 - 1 = 24, \qquad n - 1 = 19 - 1 = 18$$

となります. 付表の F-分布表から, 求められる上側の棄却域の下限は $t_1 = 2.50270$ です (表 3-13). $f = 2.73\ (> t_1 = 2.50270)$ ですので, 棄却域に $f$ の値が入ることから帰無仮説は棄却され, 有意に差があることになります.

表 3-13 F-分布表 ($m = 24$, $n = 18$, $\alpha = 0.025$)

| $\dfrac{m}{n}$ | 1 | 2 | $\cdots$ | 24 |
|---|---|---|---|---|
| 1 | 647.78901 | 799.50000 | | 997.24925 |
| 2 | 38.50633 | 39.00000 | | 39.45624 |
| . | | | | |
| . | | | | |
| . | | | | |
| 18 | 5.97805 | 4.55967 | | 2.50270 |

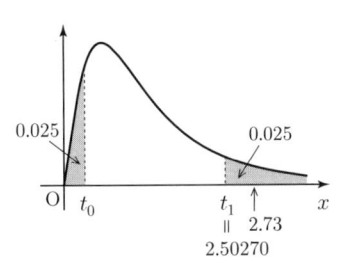

(ii) 次に, 母分散が等しくないことから, ウェルチの方法を使って母平均の差を検定します.

① 自由度の計算： (3.8) 式にそれぞれの不偏分散を代入すると，

$$a = \frac{\dfrac{u_D^2}{m}}{\dfrac{u_D^2}{m} + \dfrac{u_E^2}{n}} = \frac{\dfrac{160.34}{25}}{\dfrac{160.34}{25} + \dfrac{58.67}{19}}$$

$$= \frac{6.4136}{6.4136 + 3.08772} = \frac{6.4136}{9.50132} = 0.6750$$

となります．そして自由度の近似値 $\varphi$ を次のように求めます．

$$\frac{1}{b} = \frac{a^2}{m-1} + \frac{(1-a)^2}{n-1}$$

$$= \frac{0.6750^2}{25-1} + \frac{(1-0.6750)^2}{19-1} = 0.02485$$

より，

$$\varphi = [b] = \left[\frac{1}{0.02485}\right] = [40.2375] = 40.$$

② 次に，検定に使う統計量 $t$ を計算します．(3.11) 式より

$$t = \frac{\overline{x}_D - \overline{x}_E}{\sqrt{\dfrac{u_D^2}{m} + \dfrac{u_E^2}{n}}} = \frac{141.56 - 129.00}{\sqrt{9.50132}} = \frac{12.56}{3.0824} = 4.074747$$

自由度 $\varphi$ が 40 で有意水準 $2\alpha = 0.05$ (両側確率) の右側棄却域 ($\alpha = 0.025$) の下限を付表の t-分布表から読みとると，$t_1 = 2.02108$ となります (表3-14)．$t = 4.074747$ なので，棄却域に $t$ の値が入ることから帰無仮説は棄却され，有意に差があることになります． □

表 3-14 自由度 $\varphi = 40$ で上側確率 $\alpha = 0.025$ の棄却域の下限

| $n \backslash \alpha$ | 0.250 | 0.100 | ... | 0.025 |
|---|---|---|---|---|
| 1 | 1.00000 | 3.07768 |  | 12.70620 |
| 2 | 0.81650 | 1.88562 |  | 4.30265 |
| . |  |  |  |  |
| . |  |  |  |  |
| . |  |  |  |  |
| 40 | 0.68067 | 1.30308 |  | 2.02108 |

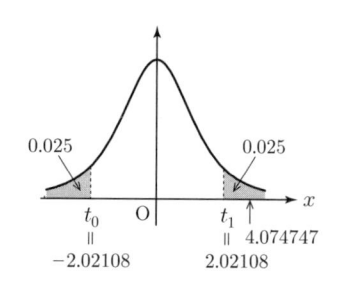

$t_0 = -2.02108$  $t_1 = 4.074747$  2.02108

### 3-3-3 二つの母集団間に1対1の対応がある場合

「対応がある」とは，たとえば同じ被験者の集まりについて，ある運動療法が体重減に効果あるかないかを療法を受ける前と療法を受けた後の体重の比較によって，母平均の差を検討する場合が該当します (図 3-18)．調査対象としては，同じ K 市の入院患者全体ですが，療法を受ける前と受けた後に分けて二つの母集団 P と Q と，それぞれに標本 A と B を考えます．同じ患者 (被験者) の，療法を受ける前と受けた後の体重は 1 対 1 に対応しているとします．

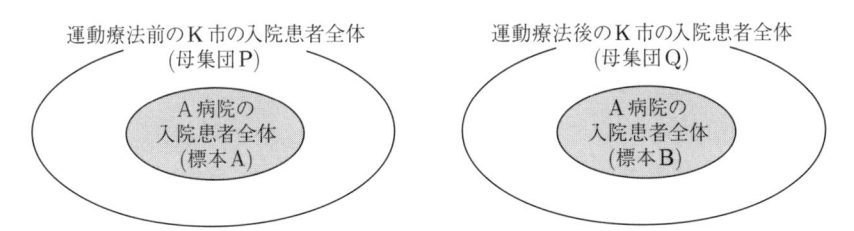

図 3-18 調査の対象となる入院患者 (運動療法前と後で同じ被験者)

実際のデータは下記 (表 3-15) のとおりです．この場合は，次のように検定します．運動療法を受ける前の被験者の体重を母集団 A とし，正規分布 $N(\mu_A, \sigma_A^2)$ をするとします．運動療法を受けた後の被験者の体重を母集団 B とし，正規分布 $N(\mu_B, \sigma_B^2)$ をするとします．

表 3-15 運動療法を受ける前と後での体重 (kg)

| 被験者 | 運動療法を受ける前 | 運動療法を受けた後 |
|---|---|---|
| 1 | 54 | 53 |
| 2 | 65 | 62 |
| 3 | 72 | 65 |
| 4 | 48 | 45 |
| 5 | 55 | 54 |
| 6 | 61 | 62 |
| 7 | 46 | 43 |
| 8 | 54 | 52 |
| 9 | 45 | 40 |
| 10 | 81 | 70 |

運動療法を受ける前の $n$ 名の被験者の体重を，大きさ $n$ の標本 $(X_1, X_2, \cdots, X_n)$ とすると，これは正規分布 $N(\mu_A, \sigma_A^2)$ をします．運動療法を受けた後の $n$ 名の被験者の体重を，大きさ $n$ の標本 $(Y_1, Y_2, \cdots, Y_n)$ とすると，これは正規分布 $N(\mu_B, \sigma_B^2)$ をします．$X_i$ と $Y_i$ は同じ被験者 $i$ の前後の体重とします．1対1に対応しているので，標本の大きさは同じ $n$ です．このとき，

統計量
$$T = \frac{\overline{D} - (\mu_A - \mu_B)}{\sqrt{\dfrac{U_D^2}{n}}} \tag{3.12}$$

は自由度 $(n-1)$ の t-分布をすることが知られています (付録 A-2-6 参照).

ただし，同じ被験者 $i$ のそれぞれの標本 (体重) の差 $X_i - Y_i$ を $D_i$ とし，その平均 $\overline{D}$ を
$$\overline{D} = \frac{1}{n}(D_1 + D_2 + \cdots + D_n)$$
とします．また，その不偏分散 $U_D^2$ を
$$U_D^2 = \frac{1}{n-1}\left\{(D_1 - \overline{D})^2 + (D_2 - \overline{D})^2 + \cdots + (D_n - \overline{D})^2\right\}$$
とします．なお，1対1に対応している場合は事前の等分散の検定は不要です．

帰無仮説 $H_0$ は，母平均の差がない，すなわち $\mu_A - \mu_B = 0$ とします．これが棄却され，しかも標本平均が運動療法を受けた後のほうが小さいとき，効果があったと判断します．

●例 3-6 表 3-15 で与えられた標本値 (実現値) で平均 $\overline{d}$ と不偏分散 $u_d^2$ を計算すると，
$$\begin{aligned}
\overline{d} &= \frac{1}{n}(d_1 + d_2 + \cdots + d_{10}) \\
&= \frac{1}{10}\{(54-53) + (65-62) + \cdots + (81-70)\} \\
&= \frac{1}{10}(1 + 3 + \cdots + 11) = \frac{35}{10} = 3.5
\end{aligned}$$

## 3-3 二つの母集団の平均に差があるか検定してみよう

$$u_d^2 = \frac{1}{n-1}\{(d_1-\overline{d})^2 + (d_2-\overline{d})^2 + \cdots + (d_{10}-\overline{d})^2\}$$

$$= \frac{1}{9}\{(1-3.5)^2 + (3-3.5)^2 + \cdots + (11-3.5)^2\}$$

$$= \frac{106.5}{9} = 11.833$$

より，統計量 $t$ は，(3.12) 式より

$$t = \frac{\overline{d}}{\sqrt{\dfrac{u_d^2}{n}}} = \frac{3.5}{\sqrt{\dfrac{11.833}{10}}} = \frac{3.5}{1.0878} = 3.2175$$

となります．なお，運動療法は必ずしも体重減につながるとは考えない (かえって食欲増進で体重増) で，つまり母平均の差は正負がありうる ($\mu_A - \mu_B > 0, < 0$) と考え，両側検定を行います．自由度が $(10-1=)$ 9 で有意水準 $2\alpha = 0.05$ (両側確率) の上側棄却域 ($\alpha = 0.025$) の下限を付表の t-分布表から読みとると，$t_1 = 2.26216$ となります (表 3-16)．ここで，$t = 3.2175$ ($> t_1 = 2.26216$) なので，帰無仮説は棄却され有意に等しくないとなります．しかも，標本値の差 (運動前の体重 − 運動後の体重) の平均 $\overline{d}$ は正なので，$\mu_A > \mu_B$ とみなせ，この療法が効果ありといえることがわかります． □

表 3-16　自由度 9 で上側確率 $\alpha = 0.025$ の棄却域の下限

| $n \backslash \alpha$ | 0.250 | 0.100 | ... | 0.025 |
|---|---|---|---|---|
| 1 | 1.00000 | 3.07768 | | 12.70620 |
| 2 | 0.81650 | 1.88562 | | 4.30265 |
| . | | | | |
| . | | | | |
| . | | | | |
| 9 | 0.70272 | 1.38303 | | 2.26216 |

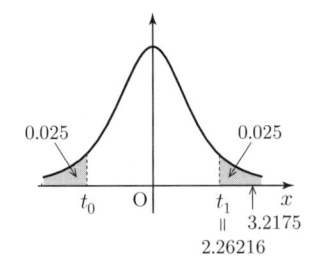

## 3-4　まとめ：統計的検定の手順

ここまでの議論から，統計的検定の手順は次のようになります．

① 帰無仮説 $H_0$ (統計処理の対象) を決める．
② その帰無仮説が成り立っているという前提のもとで，標本の関数としての統計量の分布を仮定する．
③ 有意水準 $\alpha$ (両側検定では $2\alpha$) を設定する．
④ 実際の標本値 (実現値) を使った統計量を計算する．
⑤ 有意水準，自由度，分布によって棄却域を決める．
⑥ 各種統計表を用いる．
⑦ 帰無仮説を棄却できるか検討する．

---

**やってみよう3！**

**1.** 大血管障害の有無と喫煙習慣の有無について関連性があるかどうか調べるために 200 名の被験者からデータをとったところ下記のとおり観測度の表 3-17 が得られました．

表 3-17　大血管障害の有無と喫煙習慣の有無との関連性

| 大血管障害＼喫煙習慣 | あり | なし | 合計 |
|---|---|---|---|
| あり | 60 | 40 | 100 |
| なし | 40 | 60 | 100 |
| 合計 | 100 | 100 | 200 |

大血管障害の有無と喫煙習慣の有無との独立性の検定を行ってください．ただし，有意水準を 0.05 とします．

**2.** ある町の A 地区と B 地区の住民に健康診断を行ったところ，空腹時血糖値 (mg/dl) のデータが次の表 3-18 のとおりに得られました．この町の地区間で空腹時血糖値に差があるかどうか検定してください．ただし，等分散性の検定および母平均の差の検定について有意水準は 0.05 とします (両側確率)．

表 3-18 A 地区と B 地区の住民の健康診断における空腹時血糖値

| A 地区 | | B 地区 | |
|---|---|---|---|
| 125 | 115 | 131 | 130 |
| 99 | 147 | 104 | 142 |
| 86 | 117 | 105 | 124 |
| 96 | 134 | 91 | 137 |
| 163 | 115 | 167 | 133 |
| 106 | 123 | 135 | 109 |
| 131 | 144 | 149 | 141 |
| 110 | 139 | 93 | 139 |
| | | 115 | 133 |
| | | 143 | 129 |
| | | 113 | 138 |
| | | 107 | 115 |
| | | 147 | 120 |

**3.** 2 型糖尿病患者に食事療法を施したところ，次の表 3-19 のように体重の変化がありました．この療法が体重減に効果があるかどうか，両側確率 5% の有意水準で検定してください．

表 3-19 食事療法を受けた 2 型糖尿病患者の体重の変化

| 被験者 | 食事療法を受ける前 | 食事療法を受けた後 |
|---|---|---|
| 1 | 70 | 60 |
| 2 | 68 | 65 |
| 3 | 72 | 69 |
| 4 | 90 | 63 |
| 5 | 70 | 50 |
| 6 | 72 | 55 |
| 7 | 89 | 68 |
| 8 | 78 | 52 |
| 9 | 68 | 52 |
| 10 | 81 | 70 |

# 4
# 相関係数とは

　本章では，二つの物事 (現象) 間のいわゆる「相関」を取り上げます．また，原因と結果の関係 (因果) と相関のあるなしについて考えます．

> ① 原因と結果 (因果関係) と相関の有無の関係を理解する．
> ② 母集団の相関係数と標本の相関係数の違いを理解する．
> ③ 母集団の相関係数を推定する．
> ④ 母集団で 2 変量が相関性がないかどうか (無相関) 検定する方法を理解する．

## 4-1　原因と結果 (因果関係) と相関があるなしの違い

　たとえば，身長が高い人が体重は低い人より重いだろうということは，身長のデータのみを見たとき何となく思うことです．逆に，体重の重たい人は身長が高いだろうと，体重のデータのみを見たとき思うかもしれません．身長と体重にはいわゆる相関があるということは直観的に理解できます．また，身長はそう変化しない (成人の場合はほとんど変化しない) に対して体重は容易に変化するので，どちらが原因でどちらか結果というと，何となく身長が原因で体重がそれにともなって増減する結果という見方もできます．
　収縮期血圧と拡張期血圧との相関は，同じ心臓が収縮し拡張するので当然相関が高いと想像できます．しかし「どちらが原因でどちらが結果」という**因果関係**はどうでしょうか．同じ心臓から全身へ送られる血液の圧力だから関係があるとはいえても，その間に因果関係があるとは必ずしもいえません．
　このように，「相関があるからといって因果関係があるとは限らない」のです．しかし，相関があれば，もしかして因果関係が存在する可能性は高い

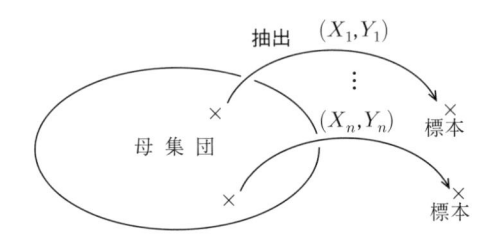

図 4-1 母集団からの標本の抽出

と考えられます．そこで，母集団の要素には二つの属性 (身長と体重など) があって，そこからの標本から相関性を導くことは，因果関係の有無に関係なく，我々に重要な情報を与えてくれます．

## 4-2 母集団の相関係数の推定値と散布図

たとえば母集団として，ある地域の住民 ($n$ 人) 全体を想定します．その各住民の体重 (kg) と身長 (cm) の組を考えます．そのとき，体重と身長の間には何らかの関係があると考えられます．その関係を数値で表現したものがいわゆる**相関係数**です．また，標本値の $(x_1, y_1), (x_2, y_2), \cdots, (x_n, y_n)$ から**散布図**とよばれる二つの変量 (属性) の関係を表す図でもおおよその関係がわかります (図 4-2)．

二つの変量のうち片方が増加するともう片方も増加する傾向があるとき，**正の相関**があるといいます．また，片方の変量が増加するともう片方が減少する傾向があるとき，**負の相関**があるといいます．たとえば，体重と身長などは正の相関が予想されます．

調査の対象である母集団の要素に，二つの変量 $X$ と $Y$ が対応している場合は，その相関係数は母集団の相関係数，すなわち**母相関係数** (記号では $\rho$ (ロー) と表します) とよばれ，$-1$ から $+1$ までの数値となります．では，母集団の要素に二つの変量 $X$ と $Y$ が対応していて，その母集団から大きさ $n$ の標本を抽出したと仮定します．その標本から相関係数を求めたとき，その係数を**標本相関係数** (記号は $r$ と表します) といいます．

## 4-2 母集団の相関係数の推定値と散布図

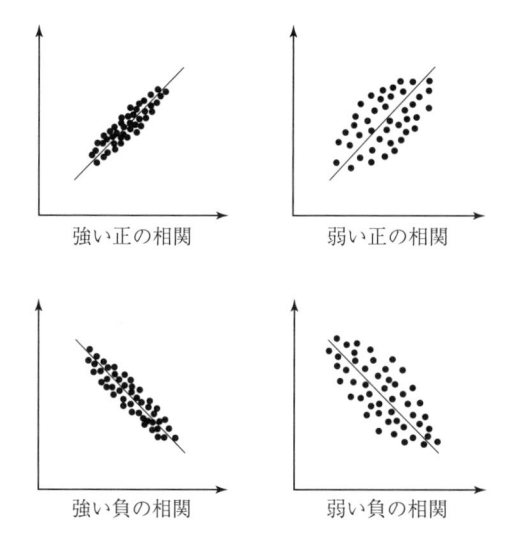

図 4-2 二つの変量の散布図と相関

以下では,「母集団では二つの変量 $X$ と $Y$ の間に相関がある場合に,そこからの無作為抽出の標本にも相関があるかどうか」という問題について検討します.

4-1 節では母集団として,ある地域の住民全体を想定し,その住民の体重 (kg) と身長 (cm) の組を考えました.住民全体を全数調査できれば,その結果を用いて体重と身長の間に相関関係を見いだす方法としては記述統計となり,母相関係数 $\rho$ を求めることができます.

一方,限られた個数の標本から母集団の二つの変量間に相関があるかどうかは,確率的な問題となります.母相関係数 $\rho$ の推定値としては,母平均が標本平均で推定されたように,二つの変量 $X$ と $Y$ のそれぞれの標本間からつくられる標本相関係数がふさわしいと考えられます.そこで,標本相関係数を具体的に定めてみます.母集団から大きさ $n$ の標本を抽出したとし,その標本値 (実現値) を $(x_1, y_1), (x_2, y_2), \cdots, (x_n, y_n)$ とします.そのとき,**共分散** ($s_{xy}$ とします) とよばれる次の量を考えます.ただし,$\bar{x}$ と $\bar{y}$ はそれぞれの標本平均です.

$$s_{xy} = \frac{1}{n}\{(x_1-\overline{x})(y_1-\overline{y}) + (x_2-\overline{x})(y_2-\overline{y}) + \cdots + (x_n-\overline{x})(y_n-\overline{y})\}$$
$$= \frac{1}{n}\sum_{i=1}^{n}(x_i-\overline{x})(y_i-\overline{y}) \tag{4.1}$$

このとき,もし

① $x_i-\overline{x}>0$, $y_i-\overline{y}>0$ という標本値が多ければ,$(x_i-\overline{x})(y_i-\overline{y})>0$ という組が多くなり,その平均の (4.1) 式の値は正となります.

② $x_i-\overline{x}<0$, $y_i-\overline{y}>0$ という標本値が多ければ,$(x_i-\overline{x})(y_i-\overline{y})<0$ という組が多くなり,その平均の (4.1) 式の値は負となります.

③ $x_i-\overline{x}<0$, $y_i-\overline{y}<0$ という標本値が多ければ,$(x_i-\overline{x})(y_i-\overline{y})>0$ という組が多くなり,その平均の (4.1) 式の値は正となります.

④ $x_i-\overline{x}>0$, $y_i-\overline{y}<0$ という標本値が多ければ,$(x_i-\overline{x})(y_i-\overline{y})<0$ という組が多くなり,その平均の (4.1) 式の値は負となります.

正の相関がある場合,図 4-3 の破線で区切られた右上の領域 ($x_i-\overline{x}>0$, $y_i-\overline{y}>0$) と左下の領域 ($x_i-\overline{x}<0$, $y_i-\overline{y}<0$) で標本値 $(x_i,y_i)$ が多くなり,共分散 $s_{xy}$ は正となります.

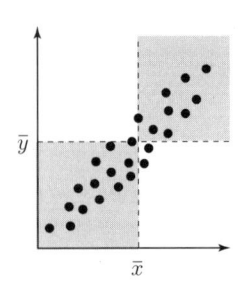

図 4-3 正の相関の場合

負の相関がある場合,図 4-4 の破線で区切られた左上の領域 ($x_i-\overline{x}<0$, $y_i-\overline{y}>0$) と右下の領域 ($x_i-\overline{x}>0$, $y_i-\overline{y}<0$) で標本値 $(x_i,y_i)$ が多くなり,共分散 $s_{xy}$ は負となります.

## 4-2 母集団の相関係数の推定値と散布図

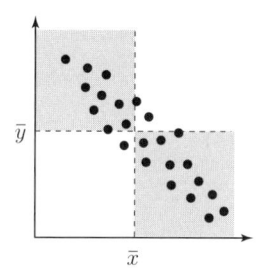

**図 4-4** 負の相関の場合

相関がほとんどない場合は，図 4-5 の破線で区切られた 4 つの領域で，$(x_i-\overline{x})(y_i-\overline{y})>0$ となる標本値 $(x_i,y_i)$ と $(x_i-\overline{x})(y_i-\overline{y})<0$ となる標本値 $(x_i,y_i)$ がおおよそ半々となり，正と負で打ち消し合って，それらの平均である共分散 $s_{xy}$ は 0 に近い値になります．

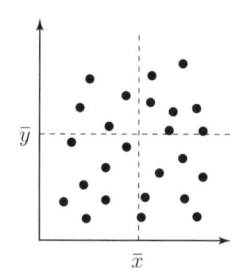

**図 4-5** ほとんど相関がない場合

ところで，標本値 $x_i$ と標本値 $y_i$ は，たとえば体重と身長のように範囲や単位が異なる場合があり，共分散 $s_{xy}$ が変動してしまいます．そこで，共分散が変動しないように，それぞれの標準偏差 $s_x, s_y$ で共分散を割った次の式で与えられる数値が $x$ と $y$ の**標本相関係数** $r$ です．

$$\text{公式}\quad r=\frac{s_{xy}}{s_x s_y}=\frac{\frac{1}{n}\{(x_1-\overline{x})(y_1-\overline{y})+\cdots+(x_n-\overline{x})(y_n-\overline{y})\}}{\sqrt{\frac{1}{n}\{(x_1-\overline{x})^2+\cdots+(x_n-\overline{x})^2\}}\sqrt{\frac{1}{n}\{(y_1-\overline{y})^2+\cdots+(y_n-\overline{y})^2\}}}$$

$$= \frac{\frac{1}{n}\sum_{i=1}^{n}(x_i-\overline{x})(y_i-\overline{y})}{\sqrt{\frac{1}{n}\sum_{i=1}^{n}(x_i-\overline{x})^2}\sqrt{\frac{1}{n}\sum_{j=1}^{n}(y_j-\overline{y})^2}} \qquad (4.2)$$

この標本相関係数 $r$ には次の性質があります．

[標本相関係数の性質]
(1) $-1 \leqq r \leqq 1$
(2) 正の相関が強いほど，$r$ は 1 に近づく．
(3) 負の相関が強いほど，$r$ は $-1$ に近づく．
(4) 相関が弱くなるほど，$r$ は 0 に近づく．

●例 4-1 (ある地域の住民の体重と身長の標本相関係数)　次の表 4-1 のデータについて，散布図と (4.2) 式から標本相関係数を求めてみます．

散布図を横軸に体重，縦軸に身長で描きます (図 4-6．エクセルを用いれば簡単に描けます．付録参照)．

体重と身長の (表 4-1 参照) 標本相関係数を求めます．まず，標本値 $x_i$ と標本値 $y_i$ のそれぞれの平均 $\overline{x}, \overline{y}$ を求めます．

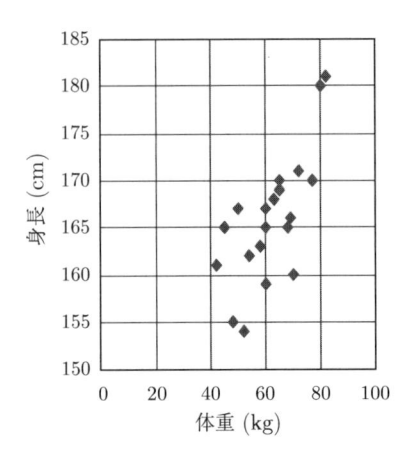

図 4-6　体重と身長の散布図

## 4-2 母集団の相関係数の推定値と散布図

表 4-1 ある地域の住民 (20 名) の
体重 (kg) と身長 (cm)

|  | 体重 | 身長 |
|---|---|---|
| 1 | 65 | 170 |
| 2 | 45 | 165 |
| 3 | 70 | 160 |
| 4 | 72 | 171 |
| 5 | 54 | 162 |
| 6 | 48 | 155 |
| 7 | 80 | 180 |
| 8 | 63 | 168 |
| 9 | 60 | 165 |
| 10 | 58 | 163 |
| 11 | 69 | 166 |
| 12 | 42 | 161 |
| 13 | 68 | 165 |
| 14 | 77 | 170 |
| 15 | 50 | 167 |
| 16 | 52 | 154 |
| 17 | 82 | 181 |
| 18 | 65 | 169 |
| 19 | 60 | 167 |
| 20 | 60 | 159 |

$$\overline{x} = \frac{1}{n}(x_1 + x_2 + \cdots + x_{20})$$

$$= \frac{1}{20}(65 + 45 + \cdots + 60) = \frac{1240}{20} = 62$$

$$\overline{y} = \frac{1}{n}(y_1 + y_2 + \cdots + y_{20})$$

$$= \frac{1}{20}(170 + 165 + \cdots + 159) = \frac{3318}{20} = 165.9$$

そして，それぞれの標本分散 $s_x^2$ と $s_y^2$ を求めます．

$$s_x^2 = \frac{1}{n}\{(x_1 - \overline{x})^2 + (x_2 - \overline{x})^2 + \cdots + (x_{20} - \overline{x})^2\}$$

$$= \frac{1}{20}(9 + 289 + \cdots + 4) = \frac{2438}{20} = 121.9$$

$$s_y^2 = \frac{1}{n}\{(y_1 - \overline{y})^2 + (y_2 - \overline{y})^2 + \cdots + (y_{20} - \overline{y})^2\}$$

$$= \frac{1}{20}(16.81 + 0.81 + \cdots + 47.61) = \frac{895.8}{20} = 44.79$$

そして標本分散 $s_x^2$ と $s_y^2$ から，それらの正の平方根である標準偏差 $s_x$ と $s_y$ を求めます．

$$s_x = (\sqrt{s_x^2}) = \sqrt{\frac{1}{n}\{(x_1 - \overline{x})^2 + (x_2 - \overline{x})^2 + \cdots + (x_{20} - \overline{x})^2\}}$$

$$= \sqrt{121.9} = 11.04$$

$$s_y = (\sqrt{s_y^2}) = \sqrt{\frac{1}{n}\{(y_1 - \overline{y})^2 + (y_2 - \overline{y})^2 + \cdots + (y_{20} - \overline{y})^2\}}$$

$$= \sqrt{44.79} = 6.69$$

さらに共分散 $s_{xy}$ を求めます．

$$s_{xy} = \frac{1}{n}\{(x_1 - \overline{x})(y_1 - \overline{y}) + (x_2 - \overline{x})(y_2 - \overline{y}) + \cdots + (x_{20} - \overline{x})(y_{20} - \overline{y})\}$$

$$= \frac{1}{20}(12.3 + 15.3 + \cdots + 13.8) = \frac{1068}{20} = 53.4$$

以上から，標本相関係数 $r$ は

$$r = \frac{s_{xy}}{s_x s_y} = \frac{53.4}{11.04 \times 6.69} = \frac{53.4}{73.86} = 0.723 \qquad (4.3)$$

と計算できます．$r = 0.723$ から，20 名の体重と身長には正の相関 (しかもかなり) があることがわかります． □

さてここで，もし，この地域の住民が 500 名のような比較的多数の場合には，この例のような 20 名の標本相関係数は，その地域の住民の母相関係数の推定値となりうるかどうかをまず検討する必要があります．それには，そもそも母相関係数が 0，すなわち体重と身長には何ら関係がないということも考えられます．そのために，次の段階として「相関性がないこと (無相関) の検定」が必要となります．

なお，標本相関係数 $r$ は，その分子と分母の $\frac{1}{n}$ を消去して，(4.2) 式よりも比較的手間が少ない次の式でも計算できます．

$$r=\frac{(x_1-\overline{x})(y_1-\overline{y})+\cdots+(x_n-\overline{x})(y_n-\overline{y})}{\sqrt{(x_1-\overline{x})^2+\cdots+(x_n-\overline{x})^2}\sqrt{(y_1-\overline{y})^2+\cdots+(y_n-\overline{y})^2}}$$

(4.2)′

## 4-3 母集団で2変量間に相関性がないかどうか(無相関)検定してみよう

もともとの母集団で二つの変量 $X$ と $Y$ の間に相関がない，つまり**母相関係数** $\rho$ (標本相関係数 $r$ ではありません) が 0 であるなら，標本相関係数を計算する意味はなくなります．母集団での二つの変量に相関がない (まったく無関係) ことを二つの変量は**無相関**であるといいます．すなわち，標本から統計量を作成し，それを用いて帰無仮説 $H_0 : \rho = 0$ を棄却する必要があります．

標本の大きさを $n$ とし標本相関係数が $r$ であるとき，無相関という帰無仮説 $H_0 : \rho = 0$ のもとで，

> 統計量
> $$t = \frac{r\sqrt{n-2}}{\sqrt{1-r^2}} \tag{4.4}$$
> は自由度 $(n-2)$ の t-分布に従うことが知られています．

これを用いて無相関の検定を行います．

● **例 4-2** 例 4-1 と同様の状況のもとで，標本相関係数 $r$ と自由度 $n$ から，まず，統計量 $t = \dfrac{r\sqrt{n-2}}{\sqrt{1-r^2}}$ の値を求めます．(4.3) より

$$t = \frac{r\sqrt{n-2}}{\sqrt{1-r^2}} = \frac{0.723\sqrt{20-2}}{\sqrt{1-(0.723)^2}} = \frac{3.0660916}{0.6911778} = 4.43604$$

付表の t-分布表から，両側検定 (有意水準 $2\alpha = 0.05$) で，自由度 $(20-2=)$ 18 の上側棄却域の下限 $t_1$ は $t_1 = 2.10092$ となり，4.43604 はそれよりも大

きいので，帰無仮説 $H_0: \rho = 0$ は棄却され，無相関は否定できます (表 4-2)．つまり，相関があるということがいえたわけです．そこで，標本相関係数を母相関係数の推定値として採用することが可能となります． □

表 4-2　自由度 18 の上側確率
　　　　$\alpha = 0.025$ の棄却域の下限

| $n$ \ $\alpha$ | 0.250 | 0.100 | ⋯ | 0.025 |
|---|---|---|---|---|
| 1 | 1.00000 | 3.07768 |  | 12.70620 |
| 2 | 0.81650 | 1.88562 |  | 4.30265 |
| ⋮ |  |  |  |  |
| ⋮ |  |  |  |  |
| ⋮ |  |  |  |  |
| 18 | 0.68836 | 1.33039 |  | 2.10092 |

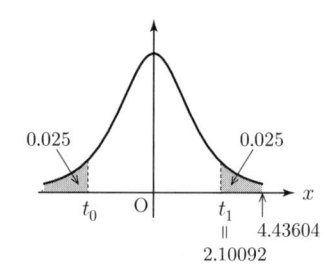

0.025　　0.025
$t_0$　　$t_1$
‖　4.43604
2.10092

[標本相関係数 $r$ および標本の大きさ $n$ と無相関の検定との関連性]

一般に，標本相関係数 $r$ が $-1$ もしくは $1$ に近づくと，統計量 $t = \dfrac{r\sqrt{n-2}}{\sqrt{1-r^2}}$ において，その分母が $0$ に近づき，分子は $-\sqrt{n-1}$ もしくは $\sqrt{n-1}$ に近づくことから，$t$ の絶対値が大きくなり，結果として母相関係数 $\rho$ の無相関を棄却することとなります．また，標本の個数 (大きさ) $n$ が大きくなると，標本相関係数 $r$ がたとえ小さくても，やはり $t$ の絶対値が大きくなり，結果として母相関係数 $\rho$ の無相関を棄却することとなります．

### やってみよう4！

一般に，年齢と収縮期血圧について相関があると考えられています．次の表4-3から，まず散布図を描き，標本相関係数を求め，無相関の検定を行ってください．

表4-3 年齢と収縮期血圧

| 年齢 | 収縮期血圧 (mmHg) |
|---|---|
| 55 | 170 |
| 45 | 169 |
| 70 | 164 |
| 72 | 167 |
| 42 | 155 |
| 68 | 152 |
| 77 | 175 |
| 50 | 161 |
| 52 | 158 |
| 82 | 167 |
| 65 | 156 |
| 60 | 164 |
| 60 | 157 |
| 54 | 165 |
| 51 | 166 |
| 52 | 152 |
| 67 | 174 |
| 89 | 171 |
| 45 | 172 |
| 58 | 150 |

# 付　　録

## A-1　エクセルの関数による計算

　エクセルには，さまざまな関数が用意されていてそれを利用することも可能です．本書の目的は看護・医療系の学生や従事者に統計の基本的な方法や概念を学んでほしいというものですので，1-4 節のように，エクセルの関数は，ほとんどの電卓に備わっている四則演算と平方根 ($\sqrt{\phantom{-}}$) SQRT のみを使いました．それにより得られた数値をもとに，付表に示している統計処理に用いる分布表を使えば統計的検定が可能です．

　しかしながら，エクセルの機能，とくに便利な関数を使った方法も学んでほしいと思います．そこで，エクセルの統計処理に関係する関数を中心に，本文 (第 1 章～第 4 章) の例題や類題を用いて，以下で説明します．

### A-1-1　平均・分散の計算・中央値の求め方
[平均の計算]

　エクセルの関数を使って平均の計算を行ってみます．例として本文の 1-1 節で記載した，A 病院の入院患者全体 (20 名とします) の収縮期血圧のデータとします (表 A-1)．

　まず A 病院の入院患者数 $n$ (実際には 20 とわかっています) を，今後の応用のためにデータと関数から求めてみます．それには数値が入っている**セルの個数を数える** (count)，エクセルの関数 COUNT(セル範囲) を用います．この「**セル範囲**」は関数 COUNT の**引数**です．多くの関数には引数が「**セル範囲**」となっています．もちろんセル範囲はひとつのセルの場合もあり，関数の引数が数値等である場合もあります．セル範囲は，列と行を指定することによって決まる範囲で，たとえば，セル A1 からセル B2 の場合は長方形の範

表 A-1 (表 1-1 の再掲)　A 病院の入院患者全体 (20 名) の収縮期血圧 (mmHg)

| | |
|---|---|
| 134 | 123 |
| 112 | 159 |
| 99 | 127 |
| 105 | 144 |
| 171 | 128 |
| 114 | 128 |
| 143 | 150 |
| 115 | 150 |
| 98 | 120 |
| 137 | 136 |

囲となる「A1:B2」とします．関数 COUNT では，個数を数える対象となる範囲をセル範囲とします．ただし空白は数える対象となりません．いまの場合，COUNT のセル範囲は，データがあるセル B2 から C11 までの長方形の範囲とします (図 A-1)．セル B12 には =COUNT(B2:C11) が入っています．

|   | A | B | C | D | E |
|---|---|---|---|---|---|
| 1 |   |   |   |   |   |
| 2 |   | 134 | 123 |   |   |
| 3 |   | 112 | 159 |   |   |
| 4 |   | 99 | 127 |   |   |
| 5 |   | 105 | 144 |   |   |
| 6 |   | 171 | 128 |   |   |
| 7 |   | 114 | 128 |   |   |
| 8 |   | 143 | 150 |   |   |
| 9 |   | 115 | 150 |   |   |
| 10 |   | 98 | 120 |   |   |
| 11 |   | 137 | 136 |   |   |
| 12 |   | 個数n | 20 |   |   |
| 13 |   |   |   |   |   |
| 14 |   |   |   |   |   |

図 A-1　入院患者数を求めるエクセルの関数 COUNT

A-1 エクセルの関数による計算

次に平均を求めます．平均 $\mu$ の計算式は

$$\mu = \frac{1}{n}\sum_{i=1}^{n} x_i$$

でしたので，まず**総和**(合計) (sum) $x_1 + x_2 + \cdots + x_n = \sum_{i=1}^{n} x_i$ をエクセルの関数 SUM(セル範囲) で求めて，それをセル C12 にある数値 (個数 $n$ を表す) で割れば，それが平均で 129.65 となります (図 A-2 参照)．セル B13 には =SUM(B2:C11)/C12 が入っています．なお，平均を求めるためのエクセル関数 AVERAGE については，この後に説明します．

図 A-2　平均の計算

[分散の計算]

母集団の分散 $\sigma^2$ の計算式は，

$$\sigma^2 = \frac{1}{n}\sum_{i=1}^{n}(x_i - \mu)^2$$

でした．本文中では平均を計算式 $\mu = \frac{1}{n}\sum_{i=1}^{n} x_i$ のとおり計算しましたが，分散 $\sigma^2$ は平均の式に比べ，偏差の総和 $\sum$ の計算がかなり面倒です．そこで，ここではエクセルのワークシートにデータを入れて，**平均** (average) にはエクセルの関数 AVERAGE(セル範囲)，**分散** (variance) にはエクセルの関数 VARP(セル範囲) を使うことにします (図 A-3)．セル範囲は「B2:C11」

|   | A | B | C | D |
|---|---|---|---|---|
| 1 |   |   |   |   |
| 2 |   | 134 | 123 |   |
| 3 |   | 112 | 159 |   |
| 4 |   | 99 | 127 |   |
| 5 |   | 105 | 144 |   |
| 6 |   | 171 | 128 |   |
| 7 |   | 114 | 128 |   |
| 8 |   | 143 | 150 |   |
| 9 |   | 115 | 150 |   |
| 10 |   | 98 | 120 |   |
| 11 |   | 137 | 136 |   |
| 12 |   | 129.65 | 368.328 |   |
| 13 |   |   |   |   |
| 14 |   |   |   |   |

図 A-3　エクセルによる平均と分散の計算

で，表 1-1 と同様に 10 名ずつのデータを横 2 列で表しています．ワークシートのセル B12 には =AVERAGE(B2:C11) が入っており，セル C12 には =VARP(B2:C11) が入っています．この計算結果から，20 名の収縮期血圧の平均は 129.65 [mmHg]，分散は 368.328 $[mmHg]^2$ となります．このようにエクセル関数を使うと簡単に計算できます．

［中央値の求め方］

データの**中央値** (mode) はデータの並べ替え (小さい順，昇順) が必要でしたが，エクセルの関数には MODE(セル範囲) があります．それを使った例が次の図 A-4 のとおりです．セル C12 には =MODE(B2:C11) が入っています．

## A-1-2　度数分布表とヒストグラムの作成，標準偏差の計算
［度数分布表］

さて，特性としての平均や分散は数値なのでデータの特色が一目瞭然ではありません．ここではエクセルを使って具体的にグラフを描いてみます．データは表 A-1 の A 病院の入院患者の収縮期血圧とします．先に**度数分布表**を作成します．まず度数分布表の区間 (**階級**) を決めるため，データの**最小値** (minimum) と**最大値** (maximum) を求めておきます．エクセルの関数

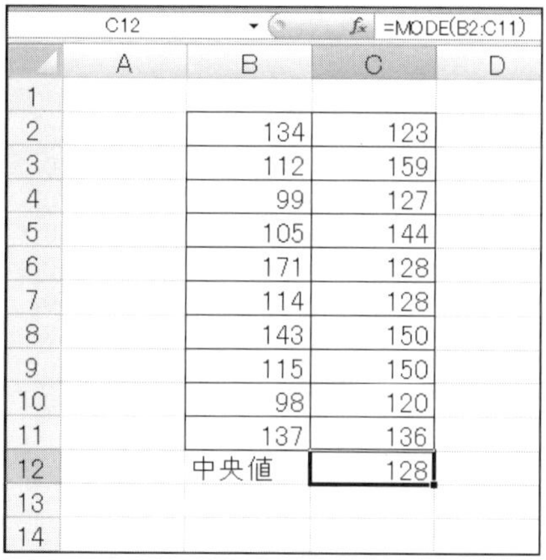

A-1 エクセルの関数による計算

|   | A | B | C | D |
|---|---|---|---|---|
| 1 |   |   |   |   |
| 2 |   | 134 | 123 |   |
| 3 |   | 112 | 159 |   |
| 4 |   | 99 | 127 |   |
| 5 |   | 105 | 144 |   |
| 6 |   | 171 | 128 |   |
| 7 |   | 114 | 128 |   |
| 8 |   | 143 | 150 |   |
| 9 |   | 115 | 150 |   |
| 10 |   | 98 | 120 |   |
| 11 |   | 137 | 136 |   |
| 12 |   | 中央値 | 128 |   |
| 13 |   |   |   |   |
| 14 |   |   |   |   |

C12　=MODE(B2:C11)

図 A-4　エクセルの関数 MODE によって求めた中央値

は，それぞれ，MIN(セル範囲)，MAX(セル範囲) です (図 A-5)．セル B13 には =MIN(B2:C11) が，セル B14 には =MAX(B2:C11) が入っています．

そして，収縮期血圧の区間配列を入れます．区間配列は，最小値が 98 であるので 100 から 10 刻みで最大値 171 を含むように 180 までとします．度数のセル範囲は「E2:E11」までにします (図 A-6)．ここからは度数分布表を

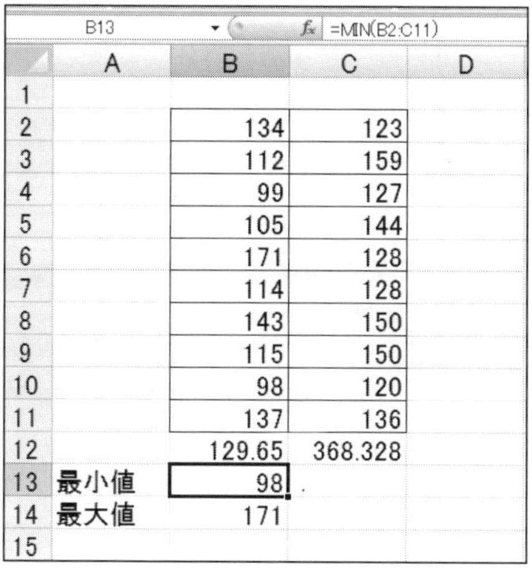

|   | A | B | C | D |
|---|---|---|---|---|
| 1 |   |   |   |   |
| 2 |   | 134 | 123 |   |
| 3 |   | 112 | 159 |   |
| 4 |   | 99 | 127 |   |
| 5 |   | 105 | 144 |   |
| 6 |   | 171 | 128 |   |
| 7 |   | 114 | 128 |   |
| 8 |   | 143 | 150 |   |
| 9 |   | 115 | 150 |   |
| 10 |   | 98 | 120 |   |
| 11 |   | 137 | 136 |   |
| 12 |   | 129.65 | 368.328 |   |
| 13 | 最小値 | 98 |   |   |
| 14 | 最大値 | 171 |   |   |
| 15 |   |   |   |   |

B13　=MIN(B2:C11)

図 A-5　収縮期血圧の最小値と最大値

図 A-6　度数が入るセル範囲の指定

つくる関数 FREQUENCY(データが入っているセル範囲，区間の上限値が入っているセル範囲) を使いますが，関数 FREQUENCY は配列数式で入力する必要があります．まず，セル E2 から E11 までを選択し，次に数式バーの $f_x$ (図 A-6 の矢印が示す箇所) を押して関数 FREQUENCY を選び，区間の個数よりあらかじめひとつ多いセルの範囲を指定します．

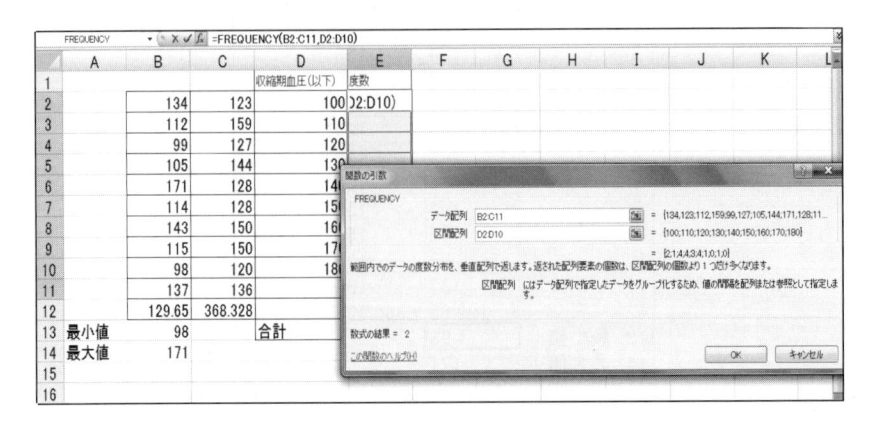

図 A-7　関数 FREQUENCY のデータ配列と区間配列の入力

## A-1 エクセルの関数による計算

そして関数 FREQUENCY (データ配列, 区間配列) のデータ配列と区分配列をそれぞれ B2:C11, D2:D10 にします. 最後に, キーボードの Shift キーと Ctrl キーを同時に押しながら Enter キーを押すか, OK ボタンをクリックします (図 A-7).

そうすると, 度数の列に各区間 (階級) の 100 以下, 101〜110, 111〜120, 121〜130, 131〜140, 141〜150, ···, 180 以上の個数が入ります (図 A-8).

|   | A | B | C | D | E |
|---|---|---|---|---|---|
| 1 |   |   |   | 収縮期血圧(以下) | 度数 |
| 2 |   | 134 | 123 | 100 | 2 |
| 3 |   | 112 | 159 | 110 | 1 |
| 4 |   | 99 | 127 | 120 | 4 |
| 5 |   | 105 | 144 | 130 | 4 |
| 6 |   | 171 | 128 | 140 | 3 |
| 7 |   | 114 | 128 | 150 | 4 |
| 8 |   | 143 | 150 | 160 | 1 |
| 9 |   | 115 | 150 | 170 | 0 |
| 10 |   | 98 | 120 | 180 | 1 |
| 11 |   | 137 | 136 |   | 0 |
| 12 |   | 129.65 | 368.328 |   |   |
| 13 | 最小値 | 98 |   | 合計 |   |
| 14 | 最大値 | 171 |   |   |   |
| 15 |   |   |   |   |   |

図 A-8 収縮期血圧の区間別の度数

[ヒストグラム]

次に, 縦棒グラフの特殊な形である**ヒストグラム** (柱状グラフともいい, 縦棒の間の隙間がありません) を作成します. ヒストグラムはエクセルの分析ツールで作成可能ですが, ここでは, 度数分布表から分析ツールを使わないで作成する方法を説明します. 分析対象のデータが少しだけ変更になった場合 (たとえばデータの入力ミスの場合など), もとのワークシートのデータを変更するだけで度数分布表を描くことができ, ヒストグラムも自動的に変更になります.

通常の棒グラフは，2種類以上の項目を比較するように描かれてしまうことがあるので，のちのちのグラフの加工や変更を考え，一度，散布図を作成してそれを棒グラフに変更し，そしてヒストグラムにします．散布図は度数分布表 (図 A-8) のセル範囲「D2:E10」を指定してから，「タブ」(一番上の「タイトルバー」と3番目にある「リボン」の間にある行) の「挿入」で散布図を選び，それをクリックし，さらに「リボン」の「散布図」をクリックして「散布図」の左上にあるもっとも基本的なものを選びクリックします (図 A-9).

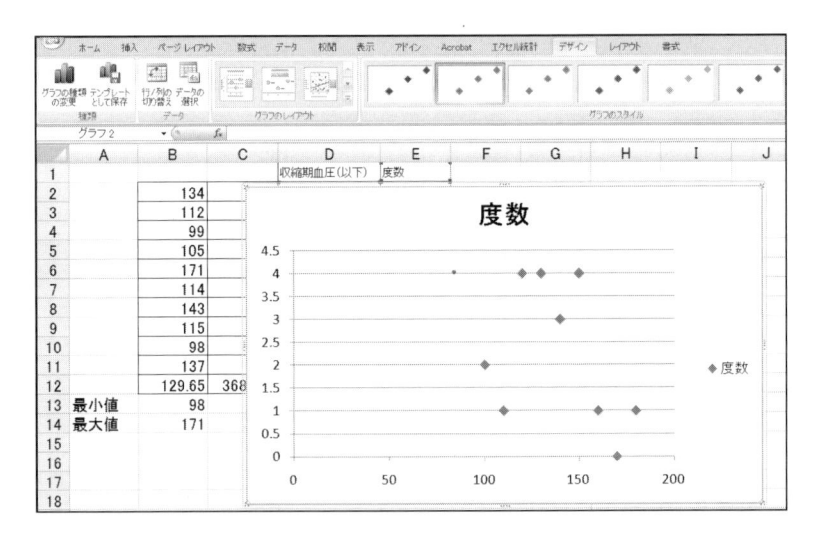

図 A-9 収縮期血圧と度数の散布図

そして，どれでもいいのですがグラフ中のひとつの点をクリックし (図 A-10)，「リボン」にある「グラフの変更」をクリックします (図 A-11).

A-1 エクセルの関数による計算

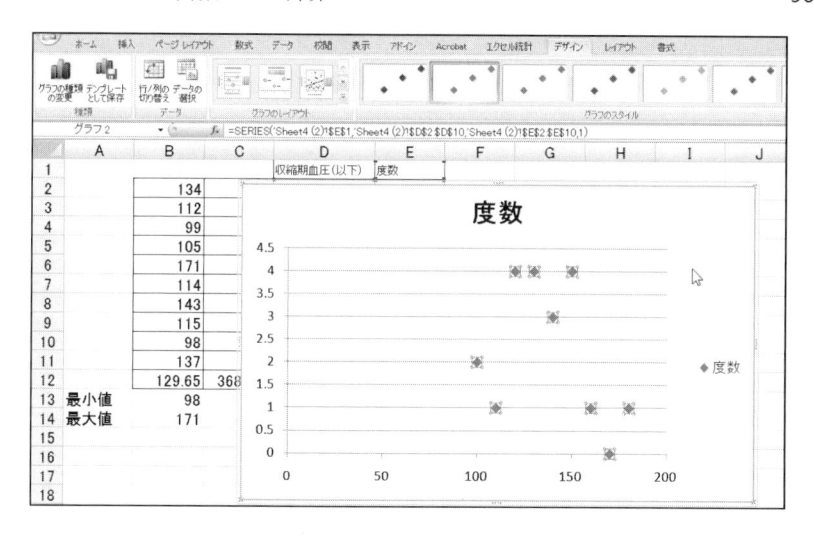

図 A-10 収縮期血圧と度数の散布図の点の指定

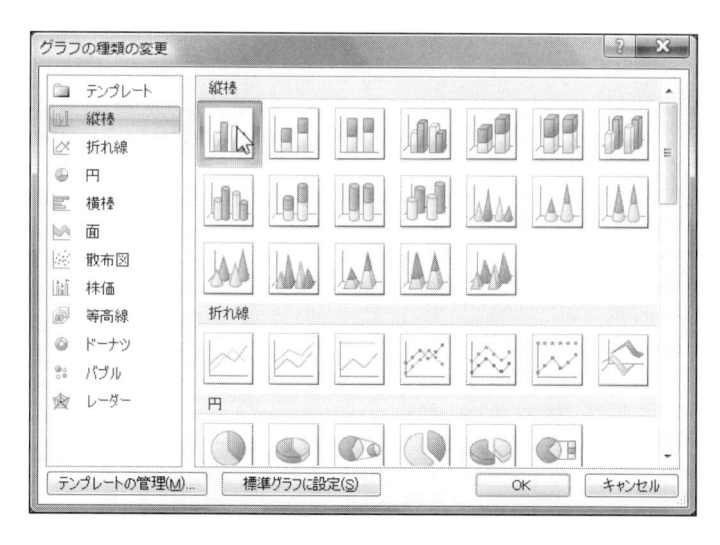

図 A-11 散布図の縦棒グラフへの変更指定

縦棒を選べば，横軸に収縮期血圧の各区間の上限値，縦軸に度数の縦棒グラフができます (図 A-12)．

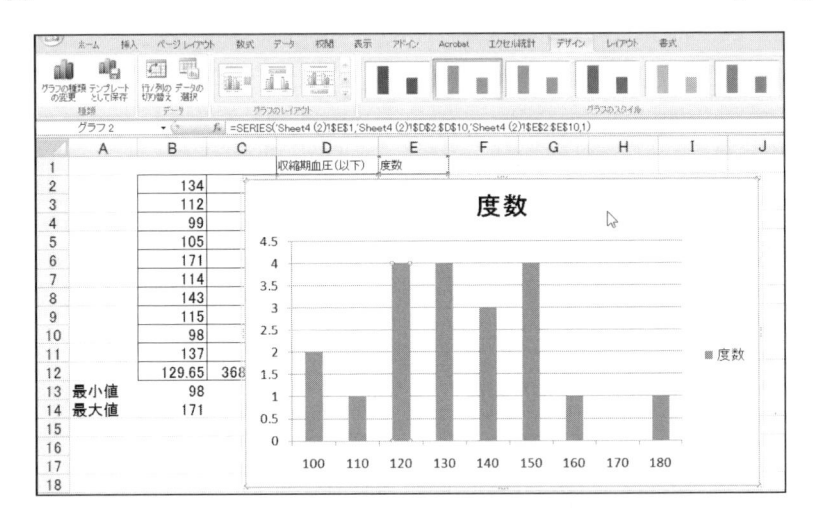

図 A-12 収縮期血圧の縦棒グラフ

さらに，表題などを変更して見栄えをよくします．

まず，グラフの縦軸のところで右クリックして「軸の書式設定」，左クリックして「軸のオプション」で最大値を固定の 5 (度数の最大値)，目盛間隔を固定の 1 にすると縦軸の目盛が 1 間隔になります (図 A-13)．

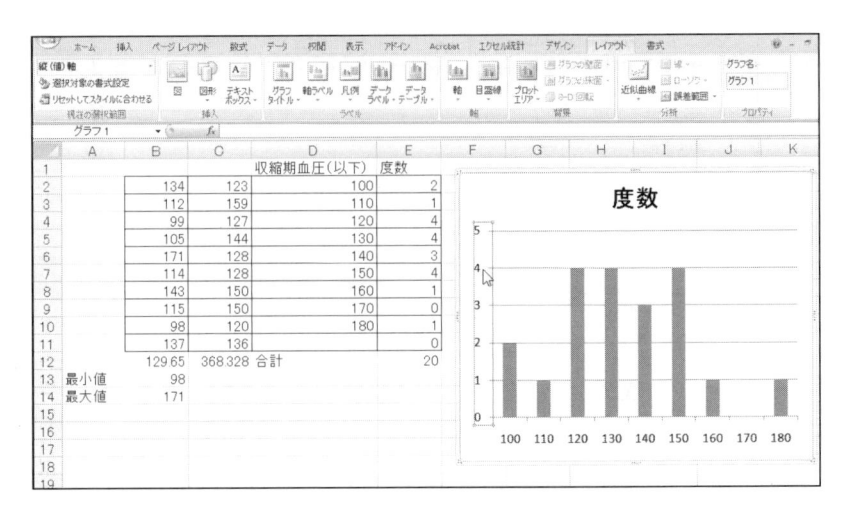

図 A-13 収縮期血圧の縦棒グラフ (縦軸の変更)

## A-1 エクセルの関数による計算

さらに，縦棒グラフの縦棒の間には隙間があるので，縦棒の間隔を0にするため，これは縦棒のどれでもいいのですが左クリックして，右クリックで「データ系列の書式設定」を選び「系列のオプション」，「要素の間隔」を「なし」にします(図 A-14)．これにより，縦棒間の隙間がなくなります(図 A-15)．このような縦棒グラフを**ヒストグラム**といいます．

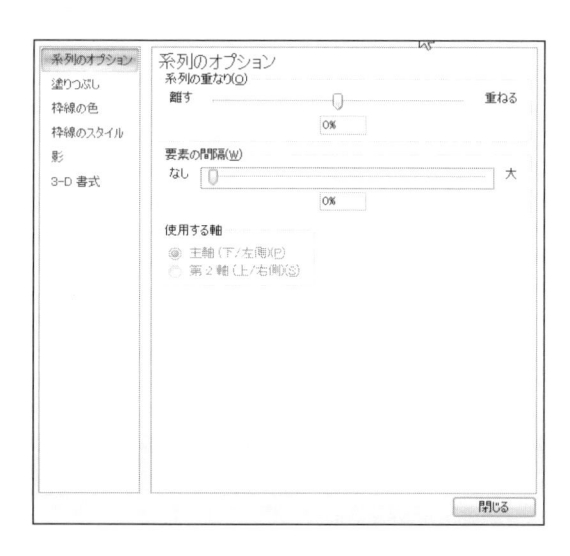

図 A-14 系列のオプション変更(要素の間隔)

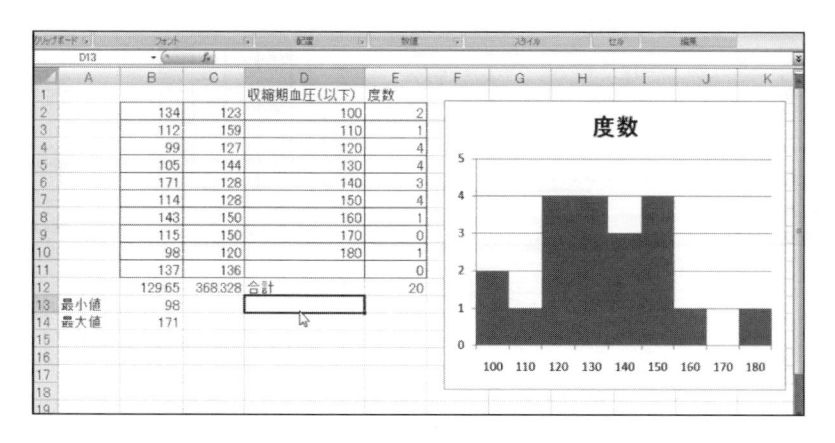

図 A-15 ヒストグラム(枠線が見えない場合)

次に,「枠線の色」を「黒」に,また太さなどを変更します (図 A-16).

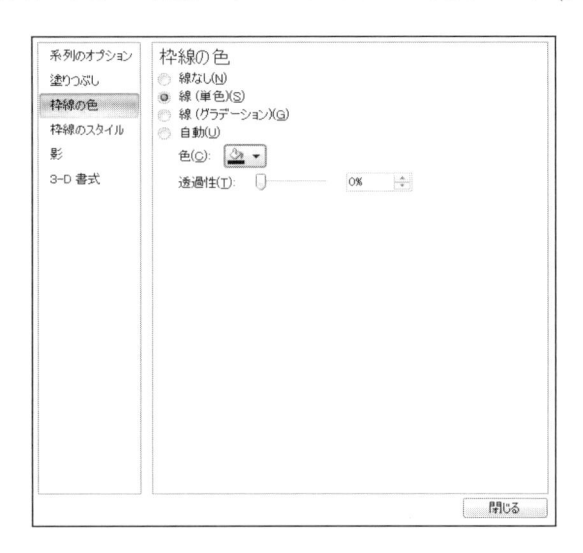

**図 A-16** 縦棒の枠線の変更

ヒストグラムの縦棒に黒い枠線が付きます (図 A-17).

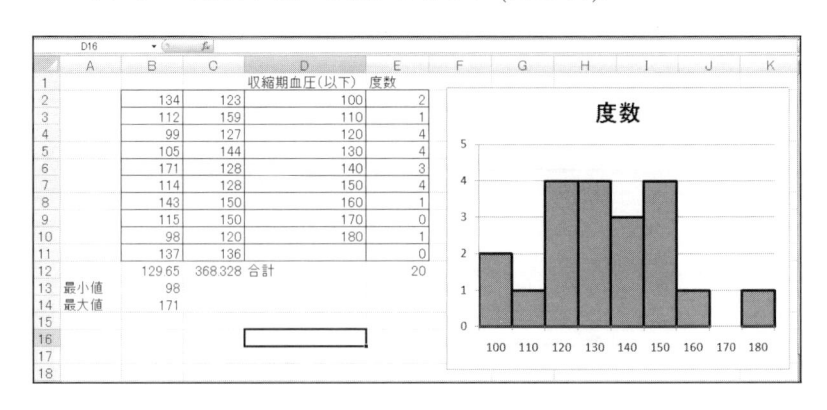

**図 A-17** ヒストグラム (要素の枠線あり)

さらに,グラフ中の「度数」をクリックして,文字枠を確定し,もう一度クリックしてグラフタイトル (表題) を「収縮期血圧」に変更し,グラフエリアをクリックして確定し,グラフエリアの幅を少し狭めます (図 A-18).

A-1 エクセルの関数による計算

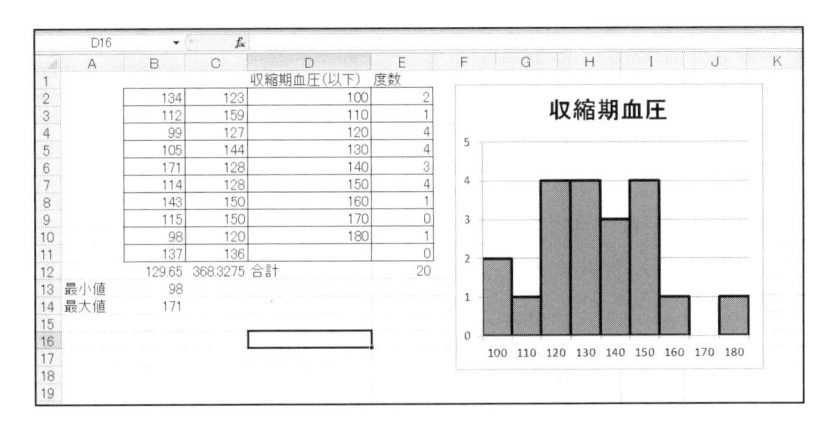

図 A-18 収縮期血圧の縦棒間に隙間がないヒストグラム (表題付き)

これで完成です！

[標準偏差の計算]

集団の散布度として，分散の平方根である**標準偏差** (standard deviation) をエクセルの関数の STDEVP(セル範囲) で計算できます (図 A-19)．(なお，「STDEVP」の「P」は**母集団** (population) のデータ全体を対象とする意味と解釈できます．分散についても，同様に VARP は母集団のデータ全体を対象にする意味と解釈できます．) セル C12 には =STDEVP(B2:C11) が入っています．

図 A-19 標準偏差

### A-1-3 標本分散と不偏分散の計算

標本値 (実現値) での標本分散 $s^2$ と不偏分散 $u^2$ の関係は次のとおりでした.

$$\frac{n}{n-1}s^2 = u^2$$

本文中の A 病院の入院患者全体 20 名のデータ (次の表 A-2) から関数 VARP(セル範囲) で標本分散を, 関数 VAR(セル範囲) で不偏分散を計算してみます. セル C12 には =VARP(B2:C11) が, セル C13 には =VAR(B2:C11) が入っています. すると図 A-20 のようになります. なお, 不偏分散の平方根 (**不偏標準偏差**とよびます) は, 関数 STDEV(セル範囲) で計算できます.

表 A-2 (表 1-1 再掲)　A 病院の入院患者全体 (20 名) の収縮期血圧 (mmHg)

| | |
|---|---|
| 134 | 123 |
| 112 | 159 |
| 99 | 127 |
| 105 | 144 |
| 171 | 128 |
| 114 | 128 |
| 143 | 150 |
| 115 | 150 |
| 98 | 120 |
| 137 | 136 |

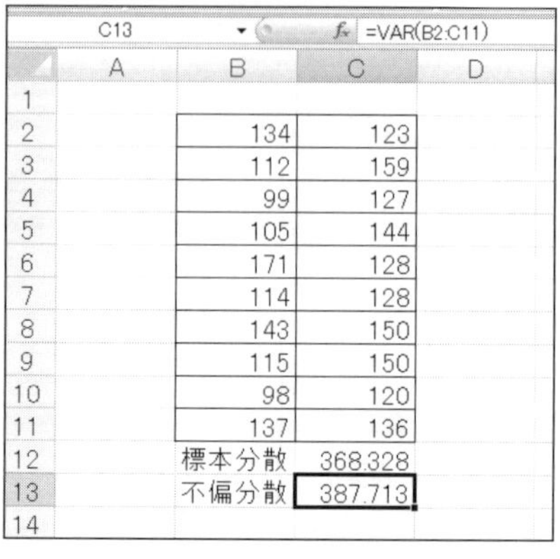

図 A-20　標本分散と不偏分散

## A-1-4 独立性の検定

ここではエクセルの関数を用いて上側確率を求めてみます．本文中の 2 型糖尿病と喫煙習慣の観測度数は次の表 A-3 のとおりでした．一方，理論的な期待度数は次の表 A-4 のとおりです．

表 A-3 (表 3-1 再掲)  2 型糖尿病と喫煙習慣の観測度数

| 2 型糖尿病＼喫煙習慣 | あり | なし | 合計 |
|---|---|---|---|
| 罹患している | 65 | 35 | 100 |
| 罹患していない | 45 | 55 | 100 |
| 合　計 | 110 | 90 | 200 |

表 A-4 (表 3-2 再掲)  2 型糖尿病と喫煙習慣の期待度数

| 2 型糖尿病＼喫煙習慣 | あり | なし | 合計 |
|---|---|---|---|
| 罹患している | 55 | 45 | 100 |
| 罹患していない | 55 | 45 | 100 |
| 合　計 | 110 | 90 | 200 |

統計量 $y$ は自由度 $(2-1) \times (2-1) = 1$ の $\chi^2$-分布 (chi-distribution) に従うことから (独立性の検定を参照) $y = 8.08$ となりました．この統計量 $y$ からエクセルの関数 CHIDIST(値, 自由度) を使って上側確率を求めてみます (図 A-21)．セル C3 には =CHIDIST(8.08,1) が入っています．この CHIDIST は上側確率 $\alpha$ を返すので，それが 0.05 未満であれば，帰無仮説は棄却されます．

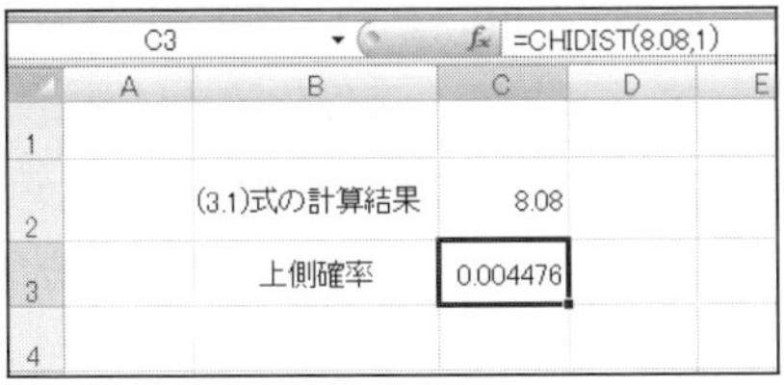

図 A-21  上側確率の計算

本文と同様に，有意水準 5% で帰無仮説が棄却 (ここでは 0.05 と 0.004476 とを比較する) できることがわかります．

## A-1-5 等分散の検定

二つの母集団間の分散が等しいかどうかの検定 (等分散の検定) は，1 対 1 対応がない場合の母平均の差の検定の前に行われます．ここでは，エクセルの関数を用いて，等分散の検定を説明します．

表 A-5 A 病院と B 病院の入院患者全体の収縮期血圧 (mmHg)

| A 病院 | | B 病院 | |
|---|---|---|---|
| 134 | 123 | 90 | 143 |
| 112 | 159 | 200 | 151 |
| 99 | 127 | 116 | 120 |
| 105 | 144 | 102 | 147 |
| 171 | 128 | 210 | 143 |
| 114 | 128 | 144 | 121 |
| 143 | 150 | 210 | 99 |
| 115 | 150 | 98 | 151 |
| 98 | 120 | 126 | 140 |
| 137 | 136 | 156 | 120 |
|  |  | 125 | 149 |
|  |  | 112 | 124 |
|  |  | 147 | 110 |

帰無仮説「K 市の入院患者全体 (母集団 K) の収縮期血圧の分散と，M 市の入院患者全体 (母集団 M) の収縮期血圧の分散には差がない」として **F-検定** (F test) を行います．両側確率の有意水準 5% で，エクセルの関数 FTEST(セル範囲, セル範囲) を用います．FTEST は両側確率 $2\alpha$ (図 A-22) を返すので，それが 0.05 未満であれば母分散は異なっているとみなします (図 A-23)．セル D15 には =FTEST(B2:C11,D2:E14) が入っています．よって，0.05 > 0.035531 なので帰無仮説は棄却され，母分散には差があるといえます．

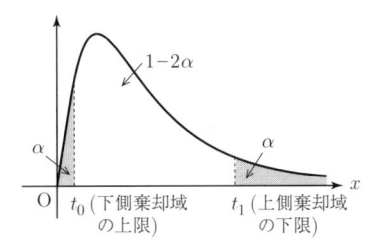

図 A-22 (図 3-12 再掲)　F-分布の両側確率 $2\alpha$

図 A-23　FTEST による等分散の検定 (F-検定)

## A-1-6　二つの母集団間の平均 (母平均) の差の検定

［二つの母集団間の分散が等しく 1 対 1 の対応がない場合］

次の表 A-6 のデータについて母平均の差の検定 (**t-検定** (t test)) をエクセルの関数 TTEST で行います．

まず，エクセルの関数 FTEST(セル範囲, セル範囲) で等分散性の検定を行い，両側確率を求めます (図 A-24)．

有意水準を 5% として，この両側確率 0.61321908 ($> 0.05$) から等分散であるとみなすことができ，次の母平均の差の検定へ進みます．セル C15 に

表 A-6 A 病院と C 病院の入院患者全体の収縮期血圧 (mmHg)

| A 病院 | | C 病院 | |
|---|---|---|---|
| 134 | 123 | 137 | 131 |
| 112 | 159 | 103 | 126 |
| 99 | 127 | 117 | 164 |
| 105 | 144 | 109 | 132 |
| 171 | 128 | 166 | 162 |
| 114 | 128 | 127 | |
| 143 | 150 | 156 | |
| 115 | 150 | 120 | |
| 98 | 120 | 109 | |
| 137 | 136 | 164 | |

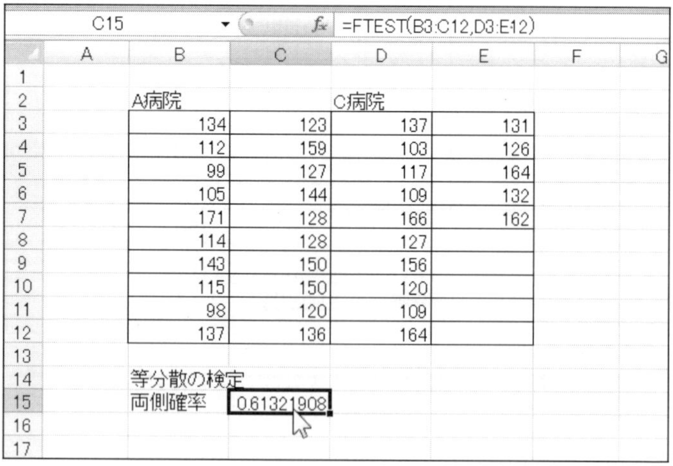

図 A-24 等分散の検定

は =FTEST(B3:C12,D3:E12) が入っています．なお，FTEST は空白のセル (E8 から E12 まで) を無視します．

エクセルの関数 TTEST(セル範囲，セル範囲，検定の指定，検定の種類) を使い，標本値の差には正負があるので両側確率を求めます．「検定の指定」は両側検定であるので 2，等分散であるとみなすので「検定の種類」を 2 とします．

## A-1 エクセルの関数による計算

|   | A | B | C | D | E | F |
|---|---|---|---|---|---|---|
| 1 |   |   |   |   |   |   |
| 2 |   | A病院 |   | C病院 |   |   |
| 3 |   | 134 | 123 | 137 | 131 |   |
| 4 |   | 112 | 159 | 103 | 126 |   |
| 5 |   | 99 | 127 | 117 | 164 |   |
| 6 |   | 105 | 144 | 109 | 132 |   |
| 7 |   | 171 | 128 | 166 | 162 |   |
| 8 |   | 114 | 128 | 127 |   |   |
| 9 |   | 143 | 150 | 156 |   |   |
| 10 |   | 115 | 150 | 120 |   |   |
| 11 |   | 98 | 120 | 109 |   |   |
| 12 |   | 137 | 136 | 164 |   |   |
| 13 |   |   |   |   |   |   |
| 14 |   | 等分散の検定 |   |   |   |   |
| 15 |   | 両側確率 | 0.61321908 |   |   |   |
| 16 |   | t-検定 | 0.46798718 |   |   |   |
| 17 |   |   |   |   |   |   |

セル C16 には =TTEST(B3:C12,D3:E12,2,2)

図 A-25　t-検定による母平均の差の検定

すると両側確率が 0.46798718 となり，有意水準を 5% とすると，母平均が同じという帰無仮説が棄却できません (図 A-25)．つまり，母平均が等しいとも等しくないともいえないことになります．帰無仮説はあくまでも棄却されてはじめて意味があるからです．しかし等分散については，母分散が等しいという帰無仮説が棄却されない場合は，等分散とみなして，t-検定します．セル C16 には =TTEST(B3:C12,D3:E12,2,2) が入っています．なお，TTEST は空白セル (E8 から E12 まで) を無視します．

[二つの母集団の分散が等しくなく 1 対 1 対応がない場合]

　A 病院と B 病院の患者全体の収縮期血圧について，エクセルの関数 TTEST を使って検定します．ここでは 3-3 節 (図 3-17 参照) で示されるように母分散が等しくないとの検定結果を得た D 病院と E 病院の入院患者について再考します (表 A-7)．

　まず，エクセルの関数 FTEST(セル範囲, セル範囲) で等分散性の検定を行い，両側確率を求めます．両側確率は 0.0324 (< 0.05) となるので，有意水準 5% で帰無仮説が棄却され，分散は等しくないとみなされます (図 A-26)．

表 A-7 (表 3-12 再掲)　D 病院と E 病院の入院患者全体の収縮期血圧 (mmHg)

| D 病院 | | E 病院 | |
|---|---|---|---|
| 139 | 143 | 139 | 143 |
| 135 | 151 | 121 | 128 |
| 128 | 137 | 116 | 137 |
| 130 | 147 | 131 | 132 |
| 180 | 143 | 122 | 131 |
| 144 | 121 | 127 | 121 |
| 158 | 147 | 121 | |
| 136 | 151 | 120 | |
| 126 | 140 | 138 | |
| 156 | 140 | 138 | |
| 125 | 149 | 125 | |
| 138 | 128 | 131 | |
| 147 | | 130 | |

セル D16: =FTEST(B2:C14,D2:E14)

| | A | B | C | D | E |
|---|---|---|---|---|---|
| 1 | | D病院 | | E病院 | |
| 2 | | 139 | 143 | 139 | 143 |
| 3 | | 135 | 151 | 121 | 128 |
| 4 | | 128 | 137 | 116 | 137 |
| 5 | | 130 | 147 | 131 | 132 |
| 6 | | 180 | 143 | 122 | 131 |
| 7 | | 144 | 121 | 127 | 121 |
| 8 | | 158 | 147 | 121 | |
| 9 | | 136 | 151 | 120 | |
| 10 | | 126 | 140 | 138 | |
| 11 | | 156 | 140 | 138 | |
| 12 | | 125 | 149 | 125 | |
| 13 | | 138 | 128 | 131 | |
| 14 | | 147 | | 130 | |
| 15 | | | 等分散の検定 | | |
| 16 | | | 両側確率 | 0.0324 | |
| 17 | | | | | |

図 A-26　等分散の検定

## A-1 エクセルの関数による計算

セル C16 には =FTEST(B2:C14,D2:E14) が入っています．なお，FTEST は空白のセル (C14, E8 から E14 まで) を無視します．

次に，エクセルの関数 TTEST(セル範囲，セル範囲，検定の指定，検定の種類) を使います．この検定は両側検定なので「検定の指定」は 2，等分散でない (すなわち母分散が等しくない) とみなすので「検定の種類」は 3 となります．これはウェルチの方法による近似 t-検定です．

この TTEST により次の図 A-27 の結果を得ます．

|   | A | B | C | D | E | F | G | H |
|---|---|---|---|---|---|---|---|---|
| 1 |   | D病院 |   | E病院 |   |   |   |   |
| 2 |   | 139 | 143 | 139 | 143 |   |   |   |
| 3 |   | 135 | 151 | 121 | 128 |   |   |   |
| 4 |   | 128 | 137 | 116 | 137 |   |   |   |
| 5 |   | 130 | 147 | 131 | 132 |   |   |   |
| 6 |   | 180 | 143 | 122 | 131 |   |   |   |
| 7 |   | 144 | 121 | 127 | 121 |   |   |   |
| 8 |   | 158 | 147 | 121 |   |   |   |   |
| 9 |   | 136 | 151 | 120 |   |   |   |   |
| 10 |   | 126 | 140 | 138 |   |   |   |   |
| 11 |   | 156 | 140 | 138 |   |   |   |   |
| 12 |   | 125 | 149 | 125 |   |   |   |   |
| 13 |   | 138 | 128 | 131 |   |   |   |   |
| 14 |   | 147 |   | 130 |   |   |   |   |
| 15 |   |   | 等分散の検定 |   |   |   |   |   |
| 16 |   |   | 両側確率 | 0.0324 |   |   |   |   |
| 17 |   |   | t-検定 | 0.00021 |   |   |   |   |
| 18 |   |   |   |   |   |   |   |   |

D17 =TTEST(B2:C14,D2:E14,2,3)

図 A-27　等分散が棄却されたときのウェルチの方法による検定

有意水準 5% の両側検定により 0.00021 < 0.05 なので母平均に有意な差があるという結果を得ます．セル D17 には =TTEST(B2:C14,D2:E14,2,3) が入っています．なお，TTEST は空白セル (C14, E8 から E14 まで) を無視します．

[1 対 1 対応がある場合]

この場合は，次のように検定します．

エクセルの関数 TTEST(セル範囲 1，セル範囲 2，検定の指定，検定の種類) でもって両側確率を求めてみます (図 A-28)．「検定の指定」は両側検定です

C14 =TTEST(C3:C12,D3:D12,2,1)

| | A | B | C | D | E |
|---|---|---|---|---|---|
| 1 | | | | | |
| 2 | | 被験者 | 運動療法を受ける前 | 運動療法を受けた後 | |
| 3 | | 1 | 54 | 53 | |
| 4 | | 2 | 65 | 62 | |
| 5 | | 3 | 72 | 65 | |
| 6 | | 4 | 48 | 45 | |
| 7 | | 5 | 55 | 54 | |
| 8 | | 6 | 61 | 62 | |
| 9 | | 7 | 46 | 43 | |
| 10 | | 8 | 54 | 52 | |
| 11 | | 9 | 45 | 40 | |
| 12 | | 10 | 81 | 70 | |
| 13 | | 標本平均 | 58.1 | 54.6 | |
| 14 | | 母平均の差の検定 | 0.010532017 | | |
| 15 | | | | | |

図 A-28　運動療法を受ける前と受けた後の体重 (kg) の平均の差の検定

ので 2,「検定の種類」は対応があるので 1 となります．運動療法は必ずしも体重減につながるとは考えない (かえって食欲増進で体重増) で，つまり母平均の差は正負がありうると考え，両側確率を求めています．

両側確率は 0.010532017 で，0.05 未満であることから有意水準 5% で帰無仮説は棄却され，しかも標本平均は運動療法を受けた後のほうが小さいので，この療法が効果ありといえることがわかります．セル C14 には `=TTEST(C3:C12,D3:D12,2,1)` が入っています．なお，TTEST は空白セルを無視します．

## A-1-7　散布図と標本相関係数・無相関の検定

［散布図と標本相関係数］

次の表 A-8 のデータをもとに，散布図と標本相関係数をエクセルにより求めてみます．

体重と身長をそれぞれエクセルのワークシートに書き込みます．散布図は，図 A-29 のワークシートにおいて，セル範囲「`B1:C21`」を指定してから，「タブ」(一番上の「タイトルバー」と 3 番目にある「リボン」の間にある行)

## A-1 エクセルの関数による計算

表 A-8 (表 4-1 再掲) ある地域の住民 (20 名) の体重 (kg) と身長 (cm)

|    | 体重 | 身長 |
|----|------|------|
| 1  | 65   | 170  |
| 2  | 45   | 165  |
| 3  | 70   | 160  |
| 4  | 72   | 171  |
| 5  | 54   | 162  |
| 6  | 48   | 155  |
| 7  | 80   | 180  |
| 8  | 63   | 168  |
| 9  | 60   | 165  |
| 10 | 58   | 163  |
| 11 | 69   | 166  |
| 12 | 42   | 161  |
| 13 | 68   | 165  |
| 14 | 77   | 170  |
| 15 | 50   | 167  |
| 16 | 52   | 154  |
| 17 | 82   | 181  |
| 18 | 65   | 169  |
| 19 | 60   | 167  |
| 20 | 60   | 159  |

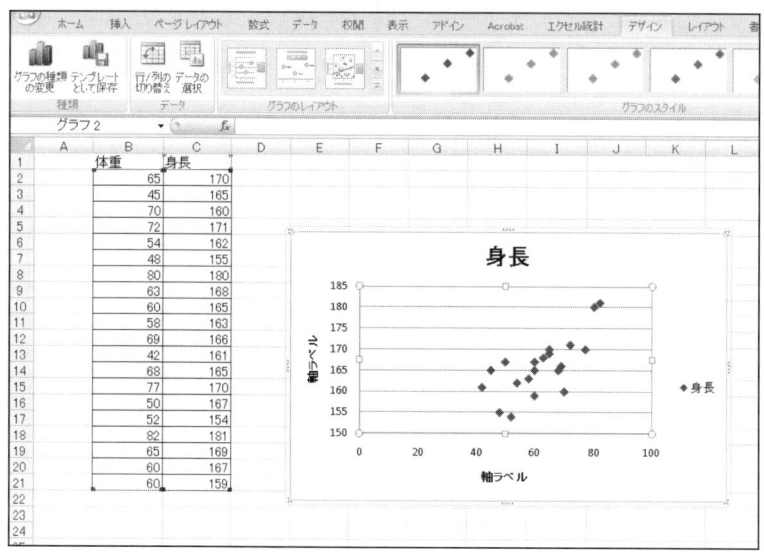

図 A-29 体重と身長の散布図

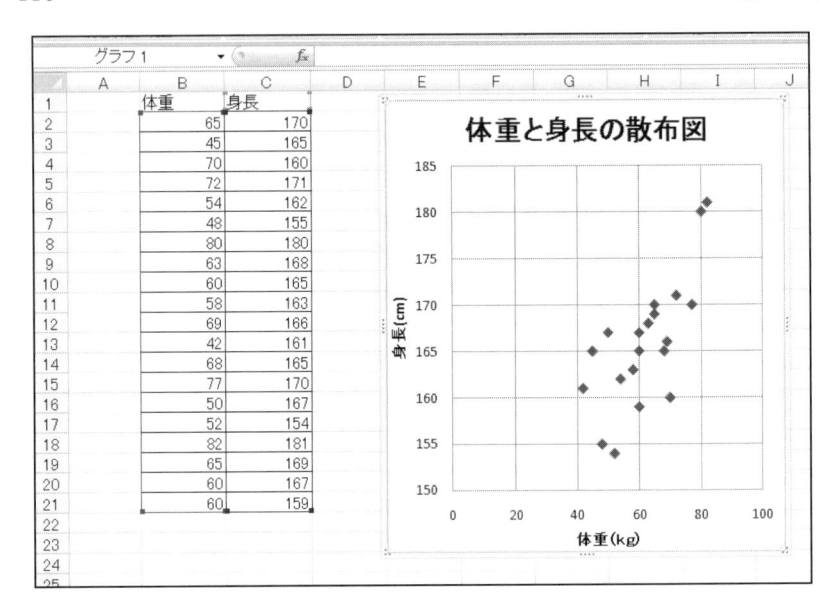

図 A-30　体重と身長の散布図 (表題変更後)

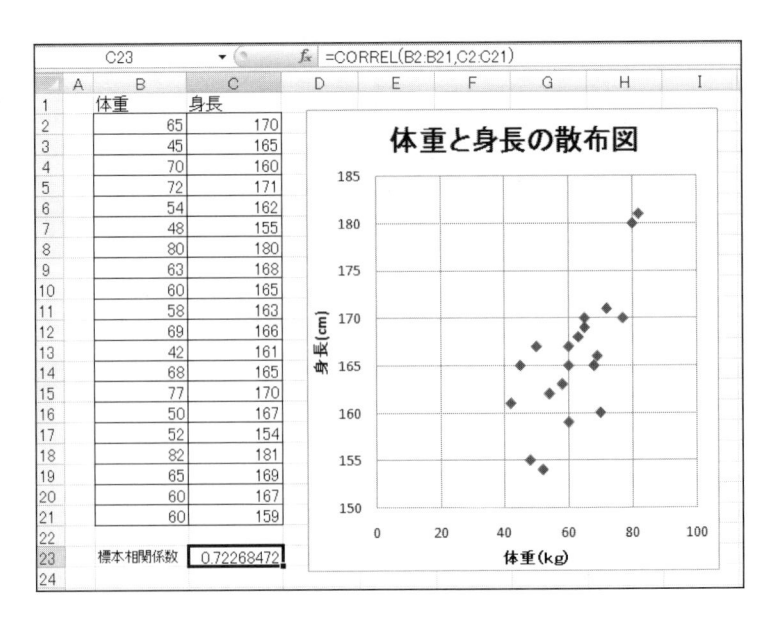

図 A-31　標本相関係数

の「挿入」で散布図を選び，それをクリックし，さらに「リボン」の「散布図」をクリックして，「散布図」の左上にあるもっとも基本的なものを選びクリックします (図 A-29).

図 A-29 の散布図において，縦横の比，表題，軸ラベルを変更し，主縦目盛線を入れ，凡例 (身長) を削除したのが散布図 A-30 です．

次に，同じ体重と身長のデータ (表 A-8 参照) の**標本相関係数** (correlation coefficient) を求めます．エクセルのワークシートにこのデータを入れて，関数 CORREL(セル範囲 1, セル範囲 2) を使うと，標本相関係数が $r = 0.72268472$ となります (図 A-31)．セル範囲 1 は体重，セル範囲 2 は身長のデータが入っている範囲です．セル C23 には =CORREL(B2:B21,C2:C21) が入っています．

[無相関の検定]

表 A-8 の「ある地域の住民 (20 名) の体重 (kg) と身長 (cm)」のデータについて，エクセルの関数を用いて標本相関係数 $r$ とデータの対 (体重，身長) の個数 $n$ から統計量 $t = \dfrac{r\sqrt{n-2}}{\sqrt{1-r^2}}$ の値を求めます (図 A-32).

エクセルの関数を用いて表 A-8 の体重と身長の母相関係数が 0 であるかどうか検定してみます．検定には，**t-分布** (t-distribution) の両側確率を求める関数 TDIST(x, 自由度, 尾部) を使います．なお，$x$ には正の数値もしくはそれを指定するセル番地 (この無相関の検定の場合は，$t = \dfrac{r\sqrt{n-2}}{\sqrt{1-r^2}}$ の値，もしくはそれが入っているセル番地を入れます)，「自由度」には正の整数もしくはそれを指定するセル番地，「尾部」には，上側の片側確率には 1 を両側確率は 2 を入れます (図 A-33).

この両側確率から，有意水準 5% で帰無仮説 $H_0 : \rho = 0$ は棄却され (0.05 > 0.000319)，無相関は否定できます (つまり相関がある)．そこで標本相関係数を母相関係数の推定値として採用可能となります．

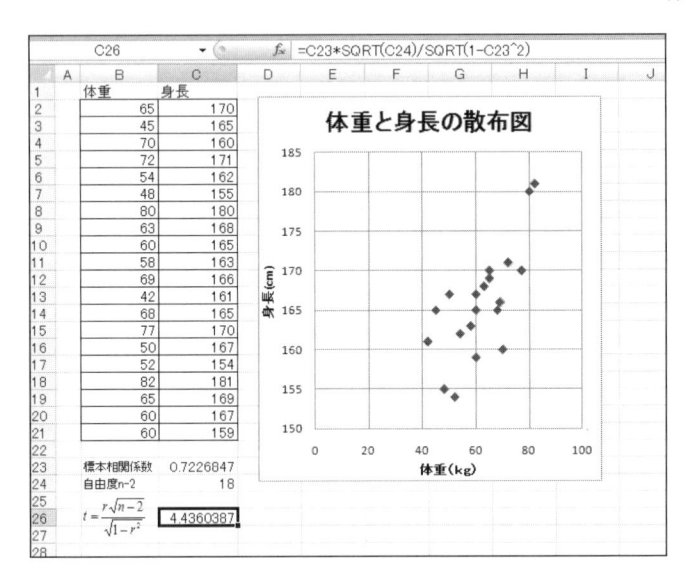

図 A-32　無相関の検定のための統計量 $t = \dfrac{r\sqrt{n-2}}{\sqrt{1-r^2}}$ の計算

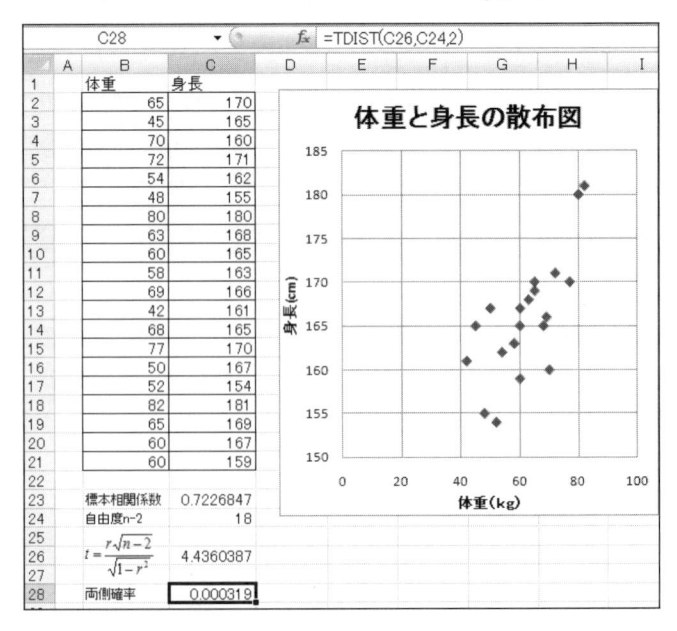

図 A-33　関数 TDIST による両側確率

## A-2 数学的背景

### A-2-1 $\chi^2$-分布とは

> 次の関数 $T_n(x)$ によって定められる連続分布を $\chi^2$-**分布**とよびます. ここで $T_n(x)$ は自由度 $n$ の $\chi^2$-分布の連続確率密度関数です.
>
> $$T_n(x) = \begin{cases} 0 & (x \leq 0) \\ \dfrac{1}{2^{\frac{n}{2}} \Gamma\left(\dfrac{n}{2}\right)} x^{\frac{n}{2}-1} e^{-\frac{x}{2}} & (x > 0) \end{cases}$$

この式で用いられる関数 $\Gamma(\alpha)$ は**ガンマ関数**とよばれ,次の式で定められます.

$$\Gamma(\alpha) = \int_0^\infty x^{\alpha-1} e^{-x} \, dx \quad (\alpha > 0)$$

なお,$\chi^2$-分布の確率密度関数 $T_n(x)$ 内のガンマ関数の変数の $\dfrac{n}{2}$ は,$n$ が自由度 (正の整数) であることから,実際にはこの積分を直接計算するのではなく,次の性質を使って計算します.

(1) $\Gamma\left(\dfrac{1}{2}\right) = \sqrt{\pi}, \quad \Gamma(1) = 1$
(2) $\Gamma(\alpha+1) = \alpha \Gamma(\alpha)$
(3) $\alpha$ が正の整数のとき,$\Gamma(\alpha) = (\alpha-1)(\alpha-2)\cdots 2 \cdot 1 = (\alpha-1)!$

### A-2-2 正規分布とは

> 次の関数 $f(x)$ によって定められる連続分布を**正規分布**とよびます. ここで $f(x)$ は正規分布の連続確率密度関数です.
>
> $$f(x) = \frac{1}{\sqrt{2\pi}\sigma} e^{-\frac{1}{2\sigma^2}(x-\mu)^2}$$
>
> ただし,$\mu$ と $\sigma \, (> 0)$ は定数 (変わらない数) です.

ここで,$\mu$ と $\sigma^2$ はそれぞれ正規分布の平均と分散を表しています.

## A-2-3 独立性の検定とは

二つの事柄 (事象) の独立性の検定は一般に次のように表されます．

> 分類 A についての $k$ 個の排反事象 (同時には起こりえない事象) を $A_1, A_2, \cdots, A_k$，分類 B についての $m$ 個の排反事象を $B_1, B_2, \cdots, B_m$ とします．事象 $A_i$ の観測度数を $a_i$ ($a_1 + a_2 + \cdots + a_k = k$)，事象 $B_j$ の観測度数を $b_j$ ($b_1 + b_2 + \cdots + b_m = m$)，事象 $A_i$ と $B_j$ が同時に起こるときの観測度数を $X_{ij}$ とします (下記の表参照)．
>
> | B＼A | $A_1$ | $A_2$ | $\cdots$ | $A_k$ | 合計 |
> |---|---|---|---|---|---|
> | $B_1$ | $X_{11}$ | $X_{21}$ | $\cdots$ | $X_{k1}$ | $b_1$ |
> | $B_2$ | $X_{12}$ | $X_{22}$ | $\cdots$ | $X_{k2}$ | $b_2$ |
> | $\vdots$ | $\vdots$ | $\vdots$ | | $\vdots$ | $\vdots$ |
> | $B_m$ | $X_{1m}$ | $X_{2m}$ | $\cdots$ | $X_{km}$ | $b_m$ |
> | 合計 | $a_1$ | $a_2$ | $\cdots$ | $a_k$ | $n$ |
>
> このとき，統計量 (確率変数)
> $$Y = \sum_{i=1}^{k} \sum_{j=1}^{m} \frac{\left(X_{ij} - n \times \frac{a_i}{n} \times \frac{b_j}{n}\right)^2}{n \times \frac{a_i}{n} \times \frac{b_j}{n}}$$
> は，近似的に自由度 $(k-1)(m-1)$ の $\chi^2$-分布をします (証明省略)．

二つの分類 A, B に関する帰無仮説 $H_0$ は

「$H_0$：分類 A と分類 B が互いに独立である．」

です．つまり，$Y = \sum_{i=1}^{k} \sum_{j=1}^{m} \dfrac{\left(X_{ij} - n \times \frac{a_i}{n} \times \frac{b_j}{n}\right)^2}{n \times \frac{a_i}{n} \times \frac{b_j}{n}}$ の分母の $n \times \dfrac{a_i}{n} \times \dfrac{b_j}{n}$ は，事象 $A_i$ と事象 $B_j$ が同時に起こる期待度数を表しますので，帰無仮説は，観測度数とそれに対応する期待度数が等しい，すなわち，「すべての $i, j$ に対して $X_{ij} = n \times \dfrac{a_i}{n} \times \dfrac{b_j}{n}$ である」です．

## A-2 数学的背景

### A-2-4 F-分布とは

> 次の関数 $G_{n_1,n_2}(x)$ によって定められる連続分布を **F-分布** とよびます．ここで関数 $G_{n_1,n_2}(x)$ は F-分布の連続確率密度関数です．
>
> $$G_{n_1,n_2}(x) = \begin{cases} 0 & (x \leqq 0) \\ \dfrac{n_1^{\frac{n_1}{2}} n_2^{\frac{n_2}{2}} x^{\frac{n_1-2}{2}}}{B\left(\dfrac{n_1}{2}, \dfrac{n_2}{2}\right)(n_1 x + n_2)^{\frac{n_1+n_2}{2}}} & (x > 0) \end{cases}$$
>
> ただし，$n_1$ と $n_2$ は F-分布の自由度です．

なお，$G_{n_1,n_2}(x)$ に現れる $B\left(\dfrac{n_1}{2}, \dfrac{n_2}{2}\right)$ は**ベータ関数**とよばれ，次のように与えられます．正の数 $\alpha, \beta$ に対し，

$$B(\alpha, \beta) = \int_0^1 x^{\alpha-1}(1-x)^{\beta-1}\, dx$$

ここで，$n_1$ と $n_2$ は F-分布の自由度ですので正の整数ですから，この式のままで $B(\frac{n_1}{2}, \frac{n_2}{2})$ を計算する必要はなく，実際には先に説明したガンマ関数との次の関係を使います．（詳細については参考文献 [1] を参照．）

$$B(\alpha, \beta) = \frac{\Gamma(\alpha)\Gamma(\beta)}{\Gamma(\alpha+\beta)}$$

### A-2-5 t-分布とは

> 次の関数 $f_n(x)$ によって定められる連続分布を **t-分布** とよびます．ここで関数 $f_n(x)$ は自由度 $n$ の t-分布の連続確率密度関数です．
>
> $$f_n(x) = \frac{1}{\sqrt{n}\, B\left(\dfrac{1}{2}, \dfrac{n}{2}\right)} \left(1 + \frac{x^2}{n}\right)^{-\frac{n+1}{2}} \quad (-\infty < x < \infty)$$

なお，確率密度関数にある $B\left(\dfrac{1}{2}, \dfrac{n}{2}\right)$ は，F-分布で説明したベータ関数です．

ここでは，本文中の (3.4) 式の数学的背景を考えてみます．
正規分布に従う二つの確率変数に成り立つ次の性質

> [$Y = X_A + X_B$ の分布] 独立な二つの確率変数 $X_A$ と $X_B$ が，それぞれ正規分布 $N(\mu_A, \sigma_A^2)$, $N(\mu_B, \sigma_B^2)$ をするとします．そのとき，確率変数 $Y = X_A + X_B$ は正規分布 $N(\mu_A + \mu_B, \sigma_A^2 + \sigma_B^2)$ をします．

と，**規格化変換**とよばれる次の変数の変換

> [規格化変換] 確率変数 $X$ が正規分布 $N(\mu, \sigma^2)$ をするとします．そのとき，確率変数 $Y = \dfrac{X - \mu}{\sigma}$ は標準正規分布 $N(0, 1)$ をします．

から，母集団がそれぞれ正規分布 $N(\mu_A, \sigma^2)$, $N(\mu_B, \sigma^2)$ をすることにより，確率変数

$$X = \frac{\overline{X}_A - \overline{X}_B - (\mu_A - \mu_B)}{\sqrt{\dfrac{\sigma^2}{m} + \dfrac{\sigma^2}{n}}}$$

は，標準正規分布 $N(0, 1)$ をします．
また，標本分散，不偏分散と $\chi^2$-分布の関係を示す

> [標本分散，不偏分散と $\chi^2$-分布] 母集団の分布を正規分布 $N(\mu, \sigma^2)$ とし，そこから無作為に抽出した大きさ $n$ の標本を $(X_1, X_2, \cdots, X_n)$ とします．そのとき，確率変数
>
> $$Y = \left(\frac{X_1 - \overline{X}}{\sigma}\right)^2 + \left(\frac{X_2 - \overline{X}}{\sigma}\right)^2 + \cdots + \left(\frac{X_n - \overline{X}}{\sigma}\right)^2$$
>
> は，自由度 $(n-1)$ の $\chi^2$-分布をします．ここで，$\overline{X}$ は標本平均で，次の式
>
> $$\overline{X} = \frac{1}{n}(X_1 + X_2 + \cdots + X_n)$$
>
> で与えられます．また，標本分散
>
> $$S^2 = \frac{1}{n}\left\{(X_1 - \overline{X})^2 + (X_2 - \overline{X})^2 + \cdots + (X_n - \overline{X})^2\right\}$$

と不偏分散
$$U^2 = \frac{1}{n-1}\left\{(X_1-\overline{X})^2 + (X_2-\overline{X})^2 + \cdots + (X_n-\overline{X})^2\right\}$$
を用いると，確率変数 $Y$ は，
$$Y = \frac{nS^2}{\sigma^2} = \frac{(n-1)U^2}{\sigma^2}$$
となり，$\frac{nS^2}{\sigma^2}$ と $\frac{(n-1)U^2}{\sigma^2}$ はともに，自由度 $(n-1)$ の $\chi^2$-分布をします．

と，$\chi^2$-分布に従う二つの確率変数の和の分布について成り立つ次の性質

[$Y = X_A + X_B$ の分布] 独立な二つの確率変数 $X_A$ と $X_B$ はそれぞれ自由度 $m, n$ の $\chi^2$-分布をするとします．そのとき，確率変数 $Y = X_A + X_B$ は自由度 $(m+n)$ の $\chi^2$-分布をします．

から，確率変数
$$Y = \frac{mS_A^2 + nS_B^2}{\sigma^2}$$
は，自由度 $(m+n-2)$ の $\chi^2$-分布をします．

そこで，本文中の (3.5) 式の $n$ に，自由度 $(m+n-2)$ を代入すると

$$T = \frac{X}{\sqrt{\dfrac{Y}{m+n-2}}} = \frac{\overline{X}_A - \overline{X}_B - (\mu_A - \mu_B)}{\sqrt{\dfrac{\sigma^2}{m} + \dfrac{\sigma^2}{n}}\sqrt{\dfrac{mS_A^2 + nS_B^2}{\sigma^2(m+n-2)}}}$$

$$= \frac{\overline{X}_A - \overline{X}_B - (\mu_A - \mu_B)}{\sqrt{\sigma^2\left(\dfrac{1}{m} + \dfrac{1}{n}\right)}\sqrt{\dfrac{mS_A^2 + nS_B^2}{\sigma^2(m+n-2)}}}$$

$$= \frac{\overline{X}_A - \overline{X}_B - (\mu_A - \mu_B)}{\sqrt{\dfrac{1}{m} + \dfrac{1}{n}}\sqrt{\dfrac{mS_A^2 + nS_B^2}{m+n-2}}}$$

となり，統計量 $T$ は，自由度 $(m+n-2)$ の t-分布をします．

## A-2-6 1対1対応がある場合の統計量の分布

ここでは，本文中の (3.16) 式の数学的背景を考えてみます．

先に述べた，正規分布をする二つの確率変数に成り立つ性質 $[Y = X_A + X_B$ の分布$]$ から，運動前の体重と運動後の体重の標本の差 $(X_1 - Y_1, X_2 - Y_2, \cdots, X_n - Y_n)$ は，正規分布 $N(\mu_A - \mu_B, \sigma_A^2 + \sigma_B^2)$ をします．そして，差の平均 $\overline{D}$ は，本文中で述べた標本分散の分布から正規分布 $N\left(\mu_A - \mu_B, \dfrac{\sigma_A^2 + \sigma_B^2}{n}\right)$ をします．規格化変換を行うと，$\dfrac{\overline{D} - (\mu_A - \mu_B)}{\sqrt{\dfrac{\sigma_A^2 + \sigma_B^2}{n}}}$ は標準正規分布 $N(0,1)$ をします．標本の差 $(X_1-Y_1, X_2-Y_2, \cdots, X_n-Y_n)$ が，正規分布 $N(\mu_A - \mu_B, \sigma_A^2 + \sigma_B^2)$ をすることから，標本の差の不偏分散を

$$U_D^2 = \frac{1}{n-1}\left[\{(X_1 - Y_1) - \overline{D}\}^2 + \{(X_2 - Y_2) - \overline{D}\}^2 + \cdots + \{(X_n - Y_n) - \overline{D}\}^2\right]$$

とすると，A-2-5項で述べた[標本分散,不偏分散と $\chi^2$-分布]により，$\dfrac{(n-1)U_D^2}{\sigma_A^2 + \sigma_B^2}$ は自由度 $(n-1)$ の $\chi^2$-分布をします．そこで，本文中の (3.5) 式から

$$T = \frac{\overline{D} - (\mu_A - \mu_B)}{\sqrt{\dfrac{\sigma_A^2 + \sigma_B^2}{n}}\sqrt{\dfrac{(n-1)U_D^2}{\sigma_A^2 + \sigma_B^2(n-1)}}} = \frac{\overline{D} - (\mu_A - \mu_B)}{\sqrt{\dfrac{U_D^2}{n}}}$$

は，自由度 $(n-1)$ の t-分布をします．

# 章末問題解答例

**1 章の解答例**

まず区間幅 $h$ を決めます．データの最小値は 58，最大値は 107 です．
$$h = \frac{b-a}{m} = \frac{107-58}{10} = 4.9$$
よって，小数点以下を切り上げて $h=5$ します．さて，区間をどう決めるかを考えます．要素を $x$ とすると，

 (1 番目)  $x \leq a+h = 63$
 (2 番目)  $63 < x \leq 68$
  $\vdots$    $\vdots$
 (10 番目) $103 < x$

です．$x$ は整数値なので度数分布表の区間は下記のとおりとなります．

| 区間 |
|:---:|
| ～63 |
| 64～68 |
| 69～73 |
| 74～78 |
| 79～83 |
| 84～88 |
| 89～93 |
| 94～98 |
| 99～103 |
| 104～ |

これより，度数分布表とデータの平均，中央値，分散は，次のようになります．

| 拡張期血圧 | | 区間 | 度数 |
|---|---|---|---|
| 84 | 85 | ～63 | 2 |
| 65 | 79 | 64～68 | 1 |
| 79 | 87 | 69～73 | 2 |
| 63 | 58 | 74～78 | 0 |
| 96 | 96 | 79～83 | 4 |
| 94 | 84 | 84～88 | 5 |
| 107 | 79 | 89～93 | 2 |
| 71 | 93 | 94～98 | 3 |
| 72 | 83 | 99～103 | 0 |
| 87 | 92 | 104～ | 1 |

患者数　　20

合　計　　$1654 = 84 + 65 + \cdots + 83 + 92$

平　均　　$82.7 = \dfrac{1654}{20}$

中央値　　84

分　散　　$145.71 = \dfrac{1}{20}\{(84-82.7)^2 + (65-82.7)^2 + \cdots$
$\qquad\qquad\qquad\qquad + (83-82.7)^2 + (92-82.7)^2\}$

データの縦棒グラフは

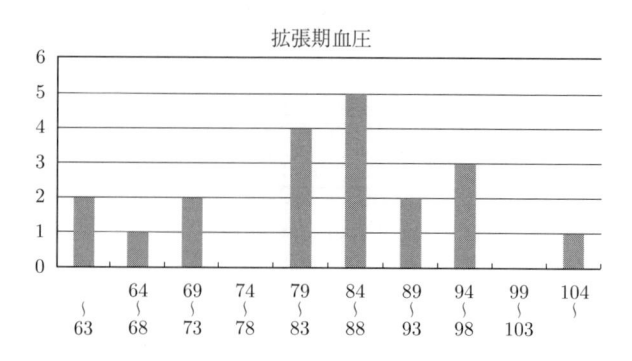

となります．

## 2章の解答例

標本平均と不偏分散の公式

$$\overline{x} = \frac{1}{n}(x_1 + x_2 + \cdots + x_n)$$

$$u^2 = \frac{1}{n-1}\{(x_1 - \overline{x})^2 + (x_2 - \overline{x})^2 + \cdots + (x_n - \overline{x})^2\}$$

から，平均は

$$\overline{x} = \frac{1}{20}(84 + 65 + \cdots + 92) = 82.7$$

となり，不偏分散は

$$u^2 = \frac{1}{19}\{(84 - 82.7)^2 + (65 - 82.7)^2 + \cdots + (92 - 82.7)^2\}$$
$$= 153.3789$$

となります．

## 3章の解答例

### 3-1

表 3-4 (再掲)　二つの事柄 (事象) A, B の独立性の検定 ($2 \times 2$ の場合)

| B＼A | $A_1$ | $A_2$ | 合計 |
|---|---|---|---|
| $B_1$ | $a$ | $b$ | $a+b$ |
| $B_2$ | $c$ | $d$ | $c+d$ |
| 合計 | $a+c$ | $b+d$ | $n$ |

上記の表 3-4 に問題の表 3-17 をあてはめると，確率変数

$$Y = \frac{\left(a - n \times \frac{a+b}{n} \times \frac{a+c}{n}\right)^2}{n \times \frac{a+b}{n} \times \frac{a+c}{n}} + \frac{\left(b - n \times \frac{a+b}{n} \times \frac{b+d}{n}\right)^2}{n \times \frac{a+b}{n} \times \frac{b+d}{n}}$$
$$+ \frac{\left(c - n \times \frac{c+d}{n} \times \frac{a+c}{n}\right)^2}{n \times \frac{c+d}{n} \times \frac{a+c}{n}} + \frac{\left(d - n \times \frac{b+d}{n} \times \frac{c+d}{n}\right)^2}{n \times \frac{b+d}{n} \times \frac{c+d}{n}}$$

の実現値 $y$ は，各数値を代入して ($a = 60$, $b = 40$, $c = 40$, $d = 60$)

$$y = \frac{\left(60 - 200 \times \dfrac{60+40}{200} \times \dfrac{60+40}{200}\right)^2}{200 \times \dfrac{60+40}{200} \times \dfrac{60+40}{200}}$$

$$+ \frac{\left(40 - 200 \times \dfrac{60+40}{200} \times \dfrac{40+60}{200}\right)^2}{200 \times \dfrac{60+40}{200} \times \dfrac{40+60}{200}}$$

$$+ \frac{\left(40 - 200 \times \dfrac{40+60}{200} \times \dfrac{60+40}{200}\right)^2}{200 \times \dfrac{40+60}{200} \times \dfrac{60+40}{200}}$$

$$+ \frac{\left(60 - 200 \times \dfrac{40+60}{200} \times \dfrac{40+60}{200}\right)^2}{200 \times \dfrac{40+60}{200} \times \dfrac{40+60}{200}}$$

$$= \frac{(60-50)^2}{50} + \frac{(40-50)^2}{50} + \frac{(40-50)^2}{50} + \frac{(60-50)^2}{50}$$

$$= 8.00$$

となり，付表の $\chi^2$-分布表 $(n=1, \alpha=0.050)$

| $n$ \ $\alpha$ | 0.975 | 0.950 | 0.050 |
|---|---|---|---|
| 1 | 0.00098 | 0.00393 | 3.84146 |
| 2 | 0.05064 | 0.10259 | 5.99146 |
| 3 | 0.21580 | 0.35185 | 7.81473 |
| 4 | 0.48442 | 0.71072 | 9.48773 |
| 5 | 0.83121 | 1.14548 | 11.07050 |

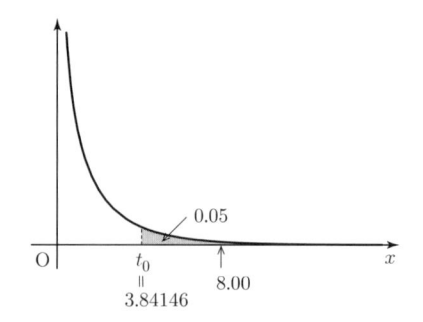

から，$y = 8.00$ は点 $t_0 = 3.84146$ より大きいので，有意水準 5% で帰無仮説「大血管障害と喫煙習慣は独立している」が棄却されます．しかも，大血管障害を有する被験者のほうが喫煙習慣がある割合が高いので，喫煙習慣が血管障害へ及ぼす影響が示唆されます．

**3-2** A地区の平均を $\overline{x}_A$, 不偏分散を $u_A^2$, B地区の平均を $\overline{x}_B$, 不偏分散を $u_B^2$ とし, それぞれを計算します.

標本平均と不偏分散の公式

$$\overline{x} = \frac{1}{n}(x_1 + x_2 + \cdots + x_n)$$

$$u^2 = \frac{1}{n-1}\{(x_1 - \overline{x})^2 + (x_2 - \overline{x})^2 + \cdots + (x_n - \overline{x})^2\}$$

から, 平均 $\overline{x}_A$ は

$$\overline{x}_A = \frac{1}{16}(125 + 99 + \cdots + 139) = 121.88$$

となり, 不偏分散 $u_A^2$ は

$$u_A^2 = \frac{1}{15}\{(125 - 121.88)^2 + (99 - 121.88)^2 + \cdots + (139 - 121.88)^2\}$$
$$= 422.5167$$

となります. また, 平均 $\overline{x}_B$ は

$$\overline{x}_B = \frac{1}{26}(131 + 104 + \cdots + 120) = 126.54$$

となり, 不偏分散 $u_B^2$ は

$$u_B^2 = \frac{1}{25}\{(131 - 126.54)^2 + (104 - 126.54)^2 + \cdots + (120 - 126.54)^2\}$$
$$= 336.66$$

となります.

したがって, $u_A^2 = 422.5167$, $u_B^2 = 336.66$ から, 標本値で計算される不偏分散の比 $f$ は

$$f = \frac{u_A^2}{u_B^2} = \frac{422.5167}{336.66} = 1.255031$$

となります.

そこで, $2\alpha = 0.05$ で両側検定を行います. $\alpha = 0.025$ とし, 自由度は,

$$m - 1 = 16 - 1 = 15, \qquad n - 1 = 26 - 1 = 25$$

となり, 付表の F-分布表 ($m = 15$, $n = 25$, $\alpha = 0.025$) から求められる上側棄却域の下限は $t_1 = 2.41095$ です (次の表参照).

| $n$ \ $m$ | 1 | 2 | $\cdots$ | 15 |
|---|---|---|---|---|
| 1 | 647.78901 | 799.50000 | | 984.86684 |
| 2 | 38.50633 | 39.00000 | | 39.43126 |
| . | | | | |
| . | | | | |
| . | | | | |
| 25 | 5.68637 | 4.29093 | | 2.41095 |

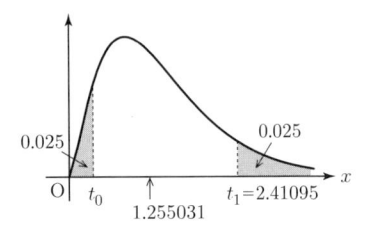

$f = 1.255031$ ですので，帰無仮説は棄却されず有意に等しくないとはいえないことになります．つまり等分散と仮定します．

次に，A 地区の標本分散を $s_A^2$，B 地区の標本分散を $s_B^2$ とし，それぞれ計算します．

標本分散と不偏分散には本文 p.36 の (2.6) 式

$$\frac{n}{n-1}s^2 = u^2$$

の関係があるので，式変形して

$$s^2 = \frac{n-1}{n}u^2$$

を使うと，

$$s_A^2 = \frac{15}{16}u_A^2 = \frac{15 \times 422.5167}{16} = 396.1094$$

$$s_B^2 = \frac{25}{26}u_B^2 = \frac{25 \times 336.66}{26} = 323.7101$$

であることから，統計量

$$y = \frac{\overline{x}_A - \overline{x}_B}{\sqrt{\frac{1}{m} + \frac{1}{n}}\sqrt{\frac{ms_A^2 + ns_B^2}{m+n-2}}}$$

$$= \frac{121.88 - 126.54}{\sqrt{\frac{1}{16} + \frac{1}{26}}\sqrt{\frac{16 \times 396.1094 + 26 \times 323.7101}{40}}}$$

$$= -0.76$$

となり，自由度 $(m+n-2)$ の t-分布に関する統計表で両側検定 (有意水準 $2\alpha = 0.05$) として棄却域の右側の下限，負であれば左側の上限を求め，帰無仮説が棄却できるかどうか検討します．

いまの場合，負であるので左側の棄却域の上限を求めます．自由度 $m + n - 2 = 40$ で上側確率 $\alpha = 0.025$ の棄却域の下限は付表から読みとると，$t_1 = 2.02108$ となります (下記の表参照)．

| $\alpha$ \ $n$ | 0.250 | 0.100 | ... | 0.025 |
|---|---|---|---|---|
| 1 | 1.00000 | 3.07768 | | 12.70620 |
| 2 | 0.81650 | 1.88562 | | 4.30265 |
| . | | | | |
| . | | | | |
| . | | | | |
| 40 | 0.68067 | 1.30308 | | 2.02108 |

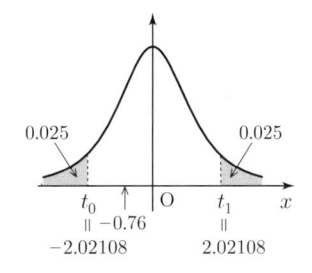

ここで，t-分布は左右対称なので $t_0 = -2.02108$ となり，この値よりも $-0.76$ は大きいので帰無仮説は棄却できない．つまり母平均に有意な差はないとなります．

**3-3** 差の平均を $\overline{d}$ とし，差の不偏分散を $u_d^2$ とします．そして，それぞれを計算します．公式

$$\overline{x} = \frac{1}{n}(x_1 + x_2 + \cdots + x_n)$$

$$u^2 = \frac{1}{n-1}\{(x_1 - \overline{x})^2 + (x_2 - \overline{x})^2 + \cdots + (x_n - \overline{x})^2\}$$

から，差の平均 $\overline{d}$ は

$$\overline{d} = \frac{1}{10}\{(70 - 60) + (68 - 65) + \cdots + (81 - 70)\}$$

$$= \frac{1}{10}(10 + 3 + \cdots + 11) = 15.4$$

となり，差の不偏分散は

$$u_d^2 = \frac{1}{9}\{(10 - 15.4)^2 + (3 - 15.4)^2 + \cdots + (11 - 15.4)^2\}$$

$$= 73.156$$

となります．これから，統計量 $t = \dfrac{\overline{d}}{\sqrt{\dfrac{u_d^2}{n}}}$ は，

$$t = \frac{\overline{d}}{\sqrt{\frac{u_d^2}{n}}} = \frac{15.4}{\sqrt{\frac{73.156}{10}}} = \frac{15.4}{2.705} = 5.69$$

となり,自由度 $(10-1=)$ 9 の t-分布をします.

そこで,食事療法は必ずしも体重減につながるとは考えない (かえってリバウンドで多食する) で,つまり母平均の差は正負がありうると考え,両側検定を行います.自由度が 9 で有意水準 $2\alpha = 0.05$ (両側確率) の右側棄却域 ($\alpha = 0.025$) の下限を付表から読みとると,$t_1 = 2.26216$ となります.

| $\alpha$ \ $n$ | 0.250 | 0.100 | $\cdots$ | 0.025 |
|---|---|---|---|---|
| 1 | 1.00000 | 3.07768 | | 12.70620 |
| 2 | 0.81650 | 1.88562 | | 4.30265 |
| . | | | | |
| . | | | | |
| . | | | | |
| 9 | 0.70272 | 1.38303 | | 2.26216 |

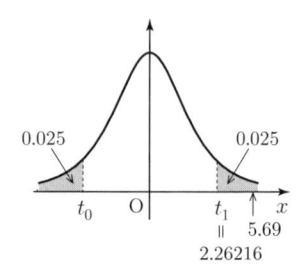

いまの場合 $t = 5.69$ なので,帰無仮説は棄却され有意に等しくないとなります.しかも標本平均は食事療法を受けた後のほうが小さいので,この療法が効果ありといえることがわかります.

### 4 章の解答例

[**散布図**] エクセルを使って,散布図を横軸に年齢,縦軸に収縮期血圧をとり,描きます (下記の図参照).

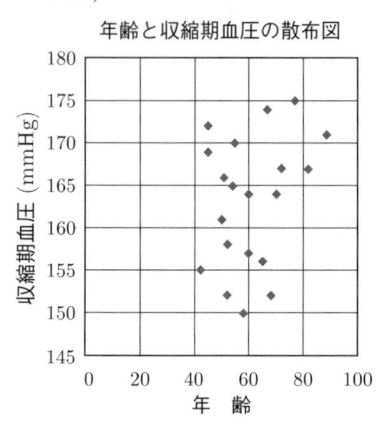

[**標本相関係数**] 本文中の標本相関係数の式 (p.80 (4.2) 式)

$$r = \frac{s_{xy}}{s_x s_y}$$

$$= \frac{\dfrac{1}{n}\{(x_1-\overline{x})(y_1-\overline{y})+\cdots+(x_n-\overline{x})(y_n-\overline{y})\}}{\sqrt{\dfrac{1}{n}\{(x_1-\overline{x})^2+\cdots+(x_n-\overline{x})^2\}}\sqrt{\dfrac{1}{n}\{(y_1-\overline{y})^2+\cdots+(y_n-\overline{y})^2\}}}$$

から，年齢 $x$ と収縮期血圧 $y$ のデータ (表 4-3 参照) の標本相関係数 $r$ を求めます．

まず，標本値 $x_i$ と標本値 $y_i$ のそれぞれの平均 $\overline{x}, \overline{y}$ を求めます．

$$\overline{x} = \frac{1}{n}(x_1 + x_2 + \cdots + x_n) = \frac{1}{20}(55 + 45 + \cdots + 58) = 60.7$$

$$\overline{y} = \frac{1}{n}(y_1 + y_2 + \cdots + y_n) = \frac{1}{20}(170 + 169 + \cdots + 150) = 163.25$$

次に，それぞれの標本分散 $s_x^2$ と $s_y^2$ を求めます．

$$s_x^2 = \frac{1}{n}\{(x_1-\overline{x})^2 + (x_2-\overline{x})^2 + \cdots + (x_n-\overline{x})^2\} = 156.71$$

$$s_y^2 = \frac{1}{n}\{(y_1-\overline{y})^2 + (y_2-\overline{y})^2 + \cdots + (y_n-\overline{y})^2\} = 56.49$$

そして標本分散 $s_x^2$ と $s_y^2$ から，それらの正の平方根である標準偏差 $s_x$ と $s_y$ を求めます．

$$s_x = \sqrt{\frac{1}{n}\{(x_1-\overline{x})^2 + (x_2-\overline{x})^2 + \cdots + (x_n-\overline{x})^2\}}$$

$$= \sqrt{156.71} = 12.52$$

$$s_y = \sqrt{\frac{1}{n}\{(y_1-\overline{y})^2 + (y_2-\overline{y})^2 + \cdots + (y_n-\overline{y})^2\}}$$

$$= \sqrt{56.49} = 7.52$$

さらに共分散 $s_{xy}$ を求めます．

$$s_{xy} = \frac{1}{n}\{(x_1-\overline{x})(y_1-\overline{y}) + (x_2-\overline{x})(y_2-\overline{y}) + \cdots + (x_n-\overline{x})(y_n-\overline{y})\}$$

$$= 27.575$$

以上から，標本相関係数 $r$ は

$$r = \frac{s_{xy}}{s_x s_y} = \frac{27.575}{12.52 \times 7.52} = 0.293$$

と計算できます．

[**無相関の検定**] 統計量 $t = \dfrac{r\sqrt{n-2}}{\sqrt{1-r^2}}$ は自由度 $(n-2)$ の t-分布をすることが知られていますので，これを用いて無相関の検定を行います．帰無仮説 $H_0$ は $H_0 : \rho = 0$ です．標本相関係数 $r$ と自由度 $n$ から，統計量 $t = \dfrac{r\sqrt{n-2}}{\sqrt{1-r^2}}$ の値を求めます．

$$t = \frac{r\sqrt{n-2}}{\sqrt{1-r^2}} = \frac{0.293 \times \sqrt{20-2}}{\sqrt{1-0.293^2}} = \frac{0.293 \times 4.243}{\sqrt{0.9141}} = \frac{1.243}{0.956} = 1.3$$

付表の t-分布表から，両側検定 (有意水準 $2\alpha = 0.05$) で，自由度 $(20-2=)$ 18 の上側の棄却域の下限は 2.10092 となります (下記の表参照).

| $n$ \ $\alpha$ | 0.250 | 0.100 | $\cdots$ | 0.025 |
|---|---|---|---|---|
| 1 | 1.00000 | 3.07768 | | 12.70620 |
| 2 | 0.81650 | 1.88562 | | 4.30265 |
| . | | | | |
| . | | | | |
| . | | | | |
| 18 | 0.68836 | 1.33039 | | 2.10092 |

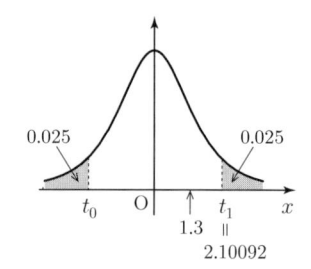

いまの場合，$t = 1.3$ はそれよりも小さいので，帰無仮説 $H_0 : \rho = 0$ は棄却されず，相関がない，つまり無相関は否定できません．そこで，標本相関係数を母相関係数の推測値として採用するのは無理があるという結論になります．

ところで，標本相関係数 $r = 0.2930832$ から正の相関といえます．ただ，無相関の検定では帰無仮説が両側 10% でも棄却されないので無相関も否定できません．

# 参 考 文 献

[1] 服部雄一 (編著) ／片山登揚・魚橋慶子・笠松貴宏・川上公仁：確率統計入門 —— わかりやすい応用例で学ぶ，培風館 (2008 年)
[2] 小針晛宏：確率・統計入門，岩波書店 (1976 年)
[3] 石村園子：すぐわかる確率・統計，東京図書 (2001 年)
[4] 日花弘子：Excel 関数大事典 (改訂版)，ソフトバンククリエイティブ (2008 年)
[5] 石村貞夫・萬里小路直樹：よくわかる医療・看護のための統計入門，東京図書 (2005 年)
[6] 宮脇典彦・阪井和男：Excel によるデータ解析の基礎 [改訂版]，培風館 (2008 年)
[7] 遠藤健治：Excel, SAS, SPSS による統計入門 (改訂版)，培風館 (2003 年)
[8] 河盛隆造 (編著代表) ／糖尿病治療研究会編：新版 糖尿病運動療法のてびき，医歯薬出版 (2001 年)
[9] 吉原健一 他：演習 確率統計，培風館 (1996 年)
[10] 水野恭之：看護学系の 統計入門，培風館 (2007 年)
[11] 縣 俊彦：やさしい保健統計学 (改訂第 4 版)，南江堂 (2009 年)
[12] 門脇 孝 他 (編集)：カラー版 糖尿病学 基礎と臨床，西村書店 (2007 年)

# 付　表

## 1. $\chi^2$-分布表

$n$：自由度，$\alpha$：上側確率

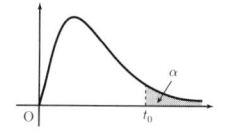

| $n$ \ $\alpha$ | 0.975 | 0.950 | 0.050 | 0.025 | 0.010 |
|---|---|---|---|---|---|
| 1 | 0.00098 | 0.00393 | 3.84146 | 5.02389 | 6.63490 |
| 2 | 0.05064 | 0.10259 | 5.99146 | 7.37776 | 9.21034 |
| 3 | 0.21580 | 0.35185 | 7.81473 | 9.34840 | 11.34487 |
| 4 | 0.48442 | 0.71072 | 9.48773 | 11.14329 | 13.27670 |
| 5 | 0.83121 | 1.14548 | 11.07050 | 12.83250 | 15.08627 |
| 6 | 1.23734 | 1.63538 | 12.59159 | 14.44938 | 16.81189 |
| 7 | 1.68987 | 2.16735 | 14.06714 | 16.01276 | 18.47531 |
| 8 | 2.17973 | 2.73264 | 15.50731 | 17.53455 | 20.09024 |
| 9 | 2.70039 | 3.32511 | 16.91898 | 19.02277 | 21.66599 |
| 10 | 3.24697 | 3.94030 | 18.30704 | 20.48318 | 23.20925 |
| 11 | 3.81575 | 4.57481 | 19.67514 | 21.92005 | 24.72497 |
| 12 | 4.40379 | 5.22603 | 21.02607 | 23.33666 | 26.21697 |
| 13 | 5.00875 | 5.89186 | 22.36203 | 24.73560 | 27.68825 |
| 14 | 5.62873 | 6.57063 | 23.68479 | 26.11895 | 29.14124 |
| 15 | 6.26214 | 7.26094 | 24.99579 | 27.48839 | 30.57791 |
| 16 | 6.90766 | 7.96165 | 26.29623 | 28.84535 | 31.99993 |
| 17 | 7.56419 | 8.67176 | 27.58711 | 30.19101 | 33.40866 |
| 18 | 8.23075 | 9.39046 | 28.86930 | 31.52638 | 34.80531 |
| 19 | 8.90652 | 10.11701 | 30.14353 | 32.85233 | 36.19087 |
| 20 | 9.59078 | 10.85081 | 31.41043 | 34.16961 | 37.56623 |
| 21 | 10.28290 | 11.59131 | 32.67057 | 35.47888 | 38.93217 |
| 22 | 10.98232 | 12.33801 | 33.92444 | 36.78071 | 40.28936 |
| 23 | 11.68855 | 13.09051 | 35.17246 | 38.07563 | 41.63840 |
| 24 | 12.40115 | 13.84843 | 36.41503 | 39.36408 | 42.97982 |
| 25 | 13.11972 | 14.61141 | 37.65248 | 40.64647 | 44.31410 |
| 26 | 13.84390 | 15.37916 | 38.88514 | 41.92317 | 45.64168 |
| 27 | 14.57338 | 16.15140 | 40.11327 | 43.19451 | 46.96294 |
| 28 | 15.30786 | 16.92788 | 41.33714 | 44.46079 | 48.27824 |
| 29 | 16.04707 | 17.70837 | 42.55697 | 45.72229 | 49.58788 |
| 30 | 16.79077 | 18.49266 | 43.77297 | 46.97924 | 50.89218 |
| 40 | 24.43304 | 26.50930 | 55.75848 | 59.34171 | 63.69074 |
| 50 | 32.35736 | 34.76425 | 67.50481 | 71.42020 | 76.15389 |
| 60 | 40.48175 | 43.18796 | 79.08194 | 83.29767 | 88.37942 |
| 70 | 48.75756 | 51.73928 | 90.53123 | 95.02318 | 100.42518 |
| 80 | 57.15317 | 60.39148 | 101.87947 | 106.62857 | 112.32879 |
| 90 | 65.64662 | 69.12603 | 113.14527 | 118.13589 | 124.11632 |
| 100 | 74.22193 | 77.92947 | 124.34211 | 129.56120 | 135.80672 |

## 2. F-分布表

その1 ($m = 1$~$6$)

$n, m$：自由度，$\alpha = 0.025$：上側確率

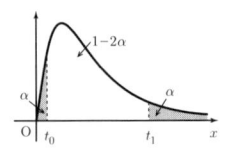

| $n$ \ $m$ | 1 | 2 | 3 | 4 | 5 | 6 |
|---|---|---|---|---|---|---|
| 1 | 647.78901 | 799.50000 | 864.16297 | 899.58331 | 921.84790 | 937.11108 |
| 2 | 38.50633 | 39.00000 | 39.16549 | 39.24842 | 39.29823 | 39.33146 |
| 3 | 17.44344 | 16.04411 | 15.43918 | 15.10098 | 14.88482 | 14.73472 |
| 4 | 12.21786 | 10.64911 | 9.97920 | 9.60453 | 9.36447 | 9.19731 |
| 5 | 10.00698 | 8.43362 | 7.76359 | 7.38789 | 7.14638 | 6.97770 |
| 6 | 8.81310 | 7.25986 | 6.59880 | 6.22716 | 5.98757 | 5.81976 |
| 7 | 8.07267 | 6.54152 | 5.88982 | 5.52259 | 5.28524 | 5.11860 |
| 8 | 7.57088 | 6.05947 | 5.41596 | 5.05263 | 4.81728 | 4.65170 |
| 9 | 7.20928 | 5.71471 | 5.07812 | 4.71808 | 4.48441 | 4.31972 |
| 10 | 6.93673 | 5.45640 | 4.82562 | 4.46834 | 4.23609 | 4.07213 |
| 11 | 6.72413 | 5.25589 | 4.63002 | 4.27507 | 4.04400 | 3.88065 |
| 12 | 6.55377 | 5.09587 | 4.47418 | 4.12121 | 3.89113 | 3.72829 |
| 13 | 6.41425 | 4.96527 | 4.34718 | 3.99590 | 3.76667 | 3.60426 |
| 14 | 6.29794 | 4.85670 | 4.24173 | 3.89191 | 3.66342 | 3.50136 |
| 15 | 6.19950 | 4.76505 | 4.15280 | 3.80427 | 3.57642 | 3.41466 |
| 16 | 6.11513 | 4.68667 | 4.07682 | 3.72942 | 3.50212 | 3.34063 |
| 17 | 6.04201 | 4.61887 | 4.01116 | 3.66475 | 3.43794 | 3.27669 |
| 18 | 5.97805 | 4.55967 | 3.95386 | 3.60834 | 3.38197 | 3.22092 |
| 19 | 5.92163 | 4.50753 | 3.90343 | 3.55871 | 3.33272 | 3.17184 |
| 20 | 5.87149 | 4.46126 | 3.85870 | 3.51470 | 3.28906 | 3.12834 |
| 21 | 5.82665 | 4.41992 | 3.81876 | 3.47541 | 3.25008 | 3.08951 |
| 22 | 5.78630 | 4.38277 | 3.78289 | 3.44013 | 3.21509 | 3.05464 |
| 23 | 5.74980 | 4.34920 | 3.75049 | 3.40827 | 3.18349 | 3.02315 |
| 24 | 5.71664 | 4.31873 | 3.72108 | 3.37936 | 3.15482 | 2.99459 |
| 25 | 5.68637 | 4.29093 | 3.69427 | 3.35301 | 3.12868 | 2.96855 |
| 26 | 5.65862 | 4.26548 | 3.66974 | 3.32889 | 3.10477 | 2.94472 |
| 27 | 5.63311 | 4.24209 | 3.64719 | 3.30674 | 3.08280 | 2.92283 |
| 28 | 5.60956 | 4.22053 | 3.62641 | 3.28632 | 3.06255 | 2.90265 |
| 29 | 5.58777 | 4.20057 | 3.60719 | 3.26744 | 3.04383 | 2.88400 |
| 30 | 5.56753 | 4.18206 | 3.58936 | 3.24993 | 3.02647 | 2.86670 |
| 40 | 5.42394 | 4.05099 | 3.46326 | 3.12611 | 2.90372 | 2.74438 |
| 50 | 5.34032 | 3.97493 | 3.39019 | 3.05441 | 2.83265 | 2.67355 |
| 60 | 5.28561 | 3.92527 | 3.34252 | 3.00766 | 2.78631 | 2.62737 |
| 70 | 5.24703 | 3.89029 | 3.30897 | 2.97476 | 2.75371 | 2.59487 |
| 80 | 5.21835 | 3.86433 | 3.28408 | 2.95036 | 2.72953 | 2.57077 |
| 90 | 5.19621 | 3.84430 | 3.26488 | 2.93154 | 2.71088 | 2.55218 |
| 100 | 5.17859 | 3.82837 | 3.24962 | 2.91658 | 2.69606 | 2.53740 |

## その 2 ($m = 7 \sim 12$)

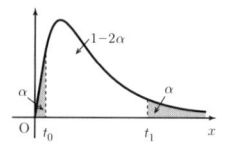

| $n$ \ $m$ | 7 | 8 | 9 | 10 | 11 | 12 |
|---|---|---|---|---|---|---|
| 1 | 948.21689 | 956.65622 | 963.28458 | 968.62744 | 973.02520 | 976.70795 |
| 2 | 39.35521 | 39.37302 | 39.38688 | 39.39797 | 39.40705 | 39.41462 |
| 3 | 14.62440 | 14.53989 | 14.47308 | 14.41894 | 14.37418 | 14.33655 |
| 4 | 9.07414 | 8.97958 | 8.90468 | 8.84388 | 8.79354 | 8.75116 |
| 5 | 6.85308 | 6.75717 | 6.68105 | 6.61915 | 6.56782 | 6.52455 |
| 6 | 5.69547 | 5.59962 | 5.52341 | 5.46132 | 5.40976 | 5.36624 |
| 7 | 4.99491 | 4.89934 | 4.82322 | 4.76112 | 4.70947 | 4.66583 |
| 8 | 4.52856 | 4.43326 | 4.35723 | 4.29513 | 4.24341 | 4.19967 |
| 9 | 4.19705 | 4.10196 | 4.02599 | 3.96387 | 3.91207 | 3.86822 |
| 10 | 3.94982 | 3.85489 | 3.77896 | 3.71679 | 3.66491 | 3.62095 |
| 11 | 3.75864 | 3.66382 | 3.58790 | 3.52567 | 3.47370 | 3.42961 |
| 12 | 3.60651 | 3.51178 | 3.43585 | 3.37355 | 3.32148 | 3.27728 |
| 13 | 3.48267 | 3.38799 | 3.31203 | 3.24967 | 3.19750 | 3.15318 |
| 14 | 3.37993 | 3.28529 | 3.20930 | 3.14686 | 3.09459 | 3.05015 |
| 15 | 3.29336 | 3.19874 | 3.12271 | 3.06020 | 3.00783 | 2.96328 |
| 16 | 3.21943 | 3.12482 | 3.04875 | 2.98616 | 2.93370 | 2.88905 |
| 17 | 3.15558 | 3.06097 | 2.98486 | 2.92219 | 2.86964 | 2.82489 |
| 18 | 3.09988 | 3.00527 | 2.92911 | 2.86638 | 2.81373 | 2.76888 |
| 19 | 3.05087 | 2.95626 | 2.88005 | 2.81725 | 2.76452 | 2.71957 |
| 20 | 3.00742 | 2.91280 | 2.83655 | 2.77367 | 2.72086 | 2.67583 |
| 21 | 2.96863 | 2.87400 | 2.79770 | 2.73476 | 2.68188 | 2.63676 |
| 22 | 2.93380 | 2.83915 | 2.76282 | 2.69981 | 2.64685 | 2.60166 |
| 23 | 2.90235 | 2.80769 | 2.73131 | 2.66824 | 2.61521 | 2.56994 |
| 24 | 2.87381 | 2.77913 | 2.70271 | 2.63959 | 2.58649 | 2.54115 |
| 25 | 2.84780 | 2.75311 | 2.67664 | 2.61347 | 2.56030 | 2.51489 |
| 26 | 2.82399 | 2.72928 | 2.65278 | 2.58955 | 2.53633 | 2.49085 |
| 27 | 2.80212 | 2.70740 | 2.63086 | 2.56758 | 2.51429 | 2.46875 |
| 28 | 2.78196 | 2.68722 | 2.61064 | 2.54732 | 2.49398 | 2.44837 |
| 29 | 2.76332 | 2.66856 | 2.59195 | 2.52858 | 2.47518 | 2.42952 |
| 30 | 2.74603 | 2.65126 | 2.57461 | 2.51119 | 2.45775 | 2.41203 |
| 40 | 2.62378 | 2.52886 | 2.45194 | 2.38816 | 2.33431 | 2.28816 |
| 50 | 2.55297 | 2.45794 | 2.38082 | 2.31679 | 2.26266 | 2.21621 |
| 60 | 2.50679 | 2.41167 | 2.33441 | 2.27020 | 2.21586 | 2.16919 |
| 70 | 2.47429 | 2.37911 | 2.30173 | 2.23738 | 2.18289 | 2.13606 |
| 80 | 2.45018 | 2.35494 | 2.27748 | 2.21303 | 2.15842 | 2.11145 |
| 90 | 2.43159 | 2.33630 | 2.25877 | 2.19423 | 2.13952 | 2.09245 |
| 100 | 2.41681 | 2.32148 | 2.24389 | 2.17928 | 2.12449 | 2.07734 |

その 3 ($m = 13 \sim 18$)

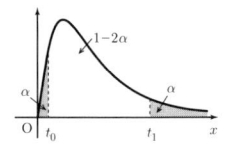

| $n$ \ $m$ | 13 | 14 | 15 | 16 | 17 | 18 |
|---|---|---|---|---|---|---|
| 1 | 979.83678 | 982.52781 | 984.86684 | 986.91866 | 988.73307 | 990.34901 |
| 2 | 39.42102 | 39.42650 | 39.43126 | 39.43542 | 39.43910 | 39.44236 |
| 3 | 14.30448 | 14.27682 | 14.25271 | 14.23152 | 14.21274 | 14.19599 |
| 4 | 8.71500 | 8.68377 | 8.65654 | 8.63258 | 8.61134 | 8.59237 |
| 5 | 6.48758 | 6.45563 | 6.42773 | 6.40316 | 6.38136 | 6.36188 |
| 6 | 5.32902 | 5.29681 | 5.26867 | 5.24386 | 5.22183 | 5.20213 |
| 7 | 4.62846 | 4.59609 | 4.56779 | 4.54282 | 4.52063 | 4.50077 |
| 8 | 4.16217 | 4.12967 | 4.10121 | 4.07610 | 4.05376 | 4.03376 |
| 9 | 3.83060 | 3.79795 | 3.76936 | 3.74410 | 3.72162 | 3.70148 |
| 10 | 3.58319 | 3.55041 | 3.52167 | 3.49627 | 3.47365 | 3.45338 |
| 11 | 3.39173 | 3.35881 | 3.32993 | 3.30439 | 3.28164 | 3.26123 |
| 12 | 3.23926 | 3.20621 | 3.17720 | 3.15153 | 3.12864 | 3.10811 |
| 13 | 3.11504 | 3.08185 | 3.05271 | 3.02691 | 3.00390 | 2.98324 |
| 14 | 3.01189 | 2.97859 | 2.94932 | 2.92339 | 2.90026 | 2.87948 |
| 15 | 2.92490 | 2.89148 | 2.86209 | 2.83605 | 2.81280 | 2.79191 |
| 16 | 2.85056 | 2.81702 | 2.78752 | 2.76136 | 2.73800 | 2.71700 |
| 17 | 2.78629 | 2.75264 | 2.72303 | 2.69677 | 2.67330 | 2.65220 |
| 18 | 2.73018 | 2.69643 | 2.66672 | 2.64035 | 2.61679 | 2.59559 |
| 19 | 2.68078 | 2.64693 | 2.61712 | 2.59065 | 2.56699 | 2.54571 |
| 20 | 2.63694 | 2.60300 | 2.57310 | 2.54654 | 2.52279 | 2.50142 |
| 21 | 2.59779 | 2.56375 | 2.53376 | 2.50712 | 2.48328 | 2.46183 |
| 22 | 2.56260 | 2.52848 | 2.49841 | 2.47168 | 2.44776 | 2.42623 |
| 23 | 2.53080 | 2.49661 | 2.46645 | 2.43965 | 2.41565 | 2.39404 |
| 24 | 2.50194 | 2.46766 | 2.43743 | 2.41055 | 2.38648 | 2.36480 |
| 25 | 2.47561 | 2.44126 | 2.41095 | 2.38400 | 2.35986 | 2.33811 |
| 26 | 2.45150 | 2.41708 | 2.38671 | 2.35968 | 2.33548 | 2.31366 |
| 27 | 2.42933 | 2.39485 | 2.36441 | 2.33733 | 2.31306 | 2.29118 |
| 28 | 2.40889 | 2.37435 | 2.34385 | 2.31670 | 2.29237 | 2.27043 |
| 29 | 2.38998 | 2.35538 | 2.32482 | 2.29761 | 2.27322 | 2.25122 |
| 30 | 2.37244 | 2.33777 | 2.30715 | 2.27989 | 2.25544 | 2.23339 |
| 40 | 2.24811 | 2.21298 | 2.18190 | 2.15418 | 2.12929 | 2.10680 |
| 50 | 2.17585 | 2.14041 | 2.10901 | 2.08098 | 2.05577 | 2.03297 |
| 60 | 2.12861 | 2.09294 | 2.06131 | 2.03304 | 2.00761 | 1.98458 |
| 70 | 2.09530 | 2.05946 | 2.02766 | 1.99921 | 1.97361 | 1.95041 |
| 80 | 2.07056 | 2.03458 | 2.00264 | 1.97406 | 1.94832 | 1.92498 |
| 90 | 2.05145 | 2.01537 | 1.98331 | 1.95462 | 1.92877 | 1.90533 |
| 100 | 2.03625 | 2.00008 | 1.96793 | 1.93915 | 1.91320 | 1.88967 |

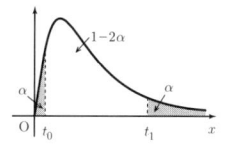

## その 4 ($m = 19 \sim 24$)

| $n$ \ $m$ | 19 | 20 | 21 | 22 | 23 | 24 |
|---|---|---|---|---|---|---|
| 1 | 991.79732 | 993.10280 | 994.28558 | 995.36217 | 996.34625 | 997.24925 |
| 2 | 39.44528 | 39.44791 | 39.45029 | 39.45245 | 39.45443 | 39.45624 |
| 3 | 14.18096 | 14.16738 | 14.15507 | 14.14385 | 14.13358 | 14.12415 |
| 4 | 8.57533 | 8.55994 | 8.54598 | 8.53324 | 8.52159 | 8.51087 |
| 5 | 6.34438 | 6.32856 | 6.31419 | 6.30108 | 6.28908 | 6.27804 |
| 6 | 5.18442 | 5.16840 | 5.15385 | 5.14056 | 5.12839 | 5.11719 |
| 7 | 4.48291 | 4.46674 | 4.45204 | 4.43862 | 4.42632 | 4.41500 |
| 8 | 4.01575 | 3.99945 | 3.98463 | 3.97108 | 3.95866 | 3.94722 |
| 9 | 3.68334 | 3.66691 | 3.65195 | 3.63828 | 3.62574 | 3.61420 |
| 10 | 3.43510 | 3.41854 | 3.40347 | 3.38968 | 3.37703 | 3.36537 |
| 11 | 3.24283 | 3.22614 | 3.21095 | 3.19705 | 3.18428 | 3.17252 |
| 12 | 3.08958 | 3.07277 | 3.05746 | 3.04345 | 3.03058 | 3.01871 |
| 13 | 2.96459 | 2.94767 | 2.93225 | 2.91813 | 2.90515 | 2.89319 |
| 14 | 2.86072 | 2.84369 | 2.82816 | 2.81394 | 2.80087 | 2.78881 |
| 15 | 2.77304 | 2.75590 | 2.74027 | 2.72595 | 2.71279 | 2.70064 |
| 16 | 2.69803 | 2.68079 | 2.66507 | 2.65065 | 2.63740 | 2.62517 |
| 17 | 2.63313 | 2.61580 | 2.59998 | 2.58548 | 2.57214 | 2.55982 |
| 18 | 2.57642 | 2.55900 | 2.54310 | 2.52851 | 2.51509 | 2.50270 |
| 19 | 2.52645 | 2.50894 | 2.49295 | 2.47829 | 2.46479 | 2.45232 |
| 20 | 2.48207 | 2.46448 | 2.44841 | 2.43367 | 2.42010 | 2.40756 |
| 21 | 2.44240 | 2.42474 | 2.40859 | 2.39378 | 2.38013 | 2.36753 |
| 22 | 2.40673 | 2.38898 | 2.37277 | 2.35788 | 2.34417 | 2.33150 |
| 23 | 2.37447 | 2.35665 | 2.34036 | 2.32541 | 2.31164 | 2.29891 |
| 24 | 2.34515 | 2.32727 | 2.31092 | 2.29591 | 2.28207 | 2.26928 |
| 25 | 2.31840 | 2.30045 | 2.28404 | 2.26897 | 2.25507 | 2.24222 |
| 26 | 2.29389 | 2.27588 | 2.25940 | 2.24427 | 2.23032 | 2.21742 |
| 27 | 2.27134 | 2.25327 | 2.23674 | 2.22155 | 2.20755 | 2.19459 |
| 28 | 2.25054 | 2.23241 | 2.21582 | 2.20058 | 2.18653 | 2.17352 |
| 29 | 2.23127 | 2.21310 | 2.19646 | 2.18116 | 2.16706 | 2.15401 |
| 30 | 2.21339 | 2.19516 | 2.17847 | 2.16313 | 2.14898 | 2.13588 |
| 40 | 2.08636 | 2.06771 | 2.05062 | 2.03488 | 2.02034 | 2.00687 |
| 50 | 2.01224 | 1.99329 | 1.97591 | 1.95989 | 1.94508 | 1.93134 |
| 60 | 1.96363 | 1.94447 | 1.92687 | 1.91065 | 1.89563 | 1.88170 |
| 70 | 1.92929 | 1.90996 | 1.89220 | 1.87581 | 1.86064 | 1.84655 |
| 80 | 1.90373 | 1.88427 | 1.86638 | 1.84986 | 1.83457 | 1.82036 |
| 90 | 1.88396 | 1.86439 | 1.84640 | 1.82978 | 1.81438 | 1.80007 |
| 100 | 1.86822 | 1.84856 | 1.83048 | 1.81377 | 1.79829 | 1.78390 |

その5 ($m = 25 \sim 30$)

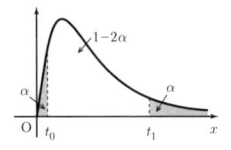

| $n$ \ $m$ | 25 | 26 | 27 | 28 | 29 | 30 |
|---|---|---|---|---|---|---|
| 1 | 998.08079 | 998.84903 | 999.56093 | 1000.22246 | 1000.83880 | 1001.41441 |
| 2 | 39.45790 | 39.45944 | 39.46086 | 39.46219 | 39.46342 | 39.46457 |
| 3 | 14.11545 | 14.10741 | 14.09996 | 14.09303 | 14.08656 | 14.08052 |
| 4 | 8.50100 | 8.49186 | 8.48338 | 8.47550 | 8.46815 | 8.46127 |
| 5 | 6.26786 | 6.25844 | 6.24970 | 6.24156 | 6.23397 | 6.22688 |
| 6 | 5.10686 | 5.09730 | 5.08842 | 5.08015 | 5.07244 | 5.06523 |
| 7 | 4.40455 | 4.39487 | 4.38588 | 4.37751 | 4.36970 | 4.36239 |
| 8 | 3.93666 | 3.92688 | 3.91779 | 3.90932 | 3.90141 | 3.89402 |
| 9 | 3.60353 | 3.59364 | 3.58445 | 3.57589 | 3.56790 | 3.56041 |
| 10 | 3.35460 | 3.34461 | 3.33532 | 3.32667 | 3.31859 | 3.31102 |
| 11 | 3.16164 | 3.15156 | 3.14218 | 3.13344 | 3.12527 | 3.11762 |
| 12 | 3.00774 | 2.99756 | 2.98809 | 2.97926 | 2.97101 | 2.96328 |
| 13 | 2.88212 | 2.87186 | 2.86230 | 2.85339 | 2.84506 | 2.83725 |
| 14 | 2.77765 | 2.76730 | 2.75766 | 2.74867 | 2.74026 | 2.73238 |
| 15 | 2.68940 | 2.67896 | 2.66924 | 2.66017 | 2.65169 | 2.64374 |
| 16 | 2.61384 | 2.60332 | 2.59353 | 2.58439 | 2.57583 | 2.56781 |
| 17 | 2.54842 | 2.53783 | 2.52796 | 2.51875 | 2.51013 | 2.50204 |
| 18 | 2.49122 | 2.48055 | 2.47061 | 2.46134 | 2.45265 | 2.44450 |
| 19 | 2.44077 | 2.43003 | 2.42003 | 2.41069 | 2.40194 | 2.39374 |
| 20 | 2.39594 | 2.38514 | 2.37507 | 2.36567 | 2.35687 | 2.34860 |
| 21 | 2.35584 | 2.34498 | 2.33485 | 2.32539 | 2.31653 | 2.30821 |
| 22 | 2.31975 | 2.30883 | 2.29864 | 2.28912 | 2.28021 | 2.27184 |
| 23 | 2.28710 | 2.27612 | 2.26588 | 2.25631 | 2.24734 | 2.23892 |
| 24 | 2.25741 | 2.24638 | 2.23608 | 2.22646 | 2.21744 | 2.20898 |
| 25 | 2.23030 | 2.21921 | 2.20887 | 2.19920 | 2.19013 | 2.18162 |
| 26 | 2.20545 | 2.19431 | 2.18391 | 2.17419 | 2.16508 | 2.15653 |
| 27 | 2.18257 | 2.17138 | 2.16094 | 2.15118 | 2.14203 | 2.13343 |
| 28 | 2.16145 | 2.15022 | 2.13973 | 2.12992 | 2.12073 | 2.11209 |
| 29 | 2.14189 | 2.13061 | 2.12008 | 2.11023 | 2.10100 | 2.09232 |
| 30 | 2.12372 | 2.11239 | 2.10183 | 2.09194 | 2.08266 | 2.07394 |
| 40 | 1.99434 | 1.98267 | 1.97176 | 1.96154 | 1.95194 | 1.94292 |
| 50 | 1.91856 | 1.90663 | 1.89548 | 1.88502 | 1.87519 | 1.86594 |
| 60 | 1.86872 | 1.85661 | 1.84527 | 1.83463 | 1.82463 | 1.81520 |
| 70 | 1.83343 | 1.82116 | 1.80968 | 1.79890 | 1.78876 | 1.77921 |
| 80 | 1.80711 | 1.79473 | 1.78313 | 1.77224 | 1.76199 | 1.75233 |
| 90 | 1.78673 | 1.77425 | 1.76256 | 1.75158 | 1.74124 | 1.73149 |
| 100 | 1.77047 | 1.75792 | 1.74615 | 1.73509 | 1.72468 | 1.71485 |

# F-分布表

## その 6 ($m = 40 \sim 100$)

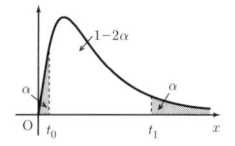

| $n \backslash m$ | 40 | 50 | 60 | 70 | 80 | 90 | 100 |
|---|---|---|---|---|---|---|---|
| 1 | 1005.59810 | 1008.11712 | 1009.80011 | 1011.00402 | 1011.90792 | 1012.61153 | 1013.17477 |
| 2 | 39.47290 | 39.47789 | 39.48123 | 39.48361 | 39.48539 | 39.48678 | 39.48789 |
| 3 | 14.03651 | 14.00991 | 13.99210 | 13.97934 | 13.96974 | 13.96227 | 13.95628 |
| 4 | 8.41113 | 8.38078 | 8.36044 | 8.34585 | 8.33487 | 8.32632 | 8.31947 |
| 5 | 6.17505 | 6.14362 | 6.12253 | 6.10739 | 6.09600 | 6.08712 | 6.08000 |
| 6 | 5.01247 | 4.98042 | 4.95889 | 4.94342 | 4.93178 | 4.92269 | 4.91541 |
| 7 | 4.30888 | 4.27631 | 4.25440 | 4.23865 | 4.22678 | 4.21752 | 4.21009 |
| 8 | 3.83978 | 3.80672 | 3.78445 | 3.76842 | 3.75634 | 3.74691 | 3.73934 |
| 9 | 3.50547 | 3.47192 | 3.44930 | 3.43301 | 3.42072 | 3.41112 | 3.40341 |
| 10 | 3.25540 | 3.22137 | 3.19840 | 3.18185 | 3.16935 | 3.15958 | 3.15174 |
| 11 | 3.06133 | 3.02684 | 3.00353 | 2.98672 | 2.97402 | 2.96409 | 2.95611 |
| 12 | 2.90635 | 2.87141 | 2.84777 | 2.83070 | 2.81781 | 2.80771 | 2.79960 |
| 13 | 2.77969 | 2.74432 | 2.72036 | 2.70305 | 2.68996 | 2.67971 | 2.67146 |
| 14 | 2.67422 | 2.63842 | 2.61415 | 2.59660 | 2.58333 | 2.57292 | 2.56456 |
| 15 | 2.58501 | 2.54880 | 2.52423 | 2.50645 | 2.49298 | 2.48243 | 2.47394 |
| 16 | 2.50853 | 2.47193 | 2.44707 | 2.42906 | 2.41542 | 2.40473 | 2.39612 |
| 17 | 2.44223 | 2.40525 | 2.38010 | 2.36188 | 2.34807 | 2.33724 | 2.32851 |
| 18 | 2.38418 | 2.34684 | 2.32142 | 2.30299 | 2.28901 | 2.27804 | 2.26920 |
| 19 | 2.33292 | 2.29523 | 2.26955 | 2.25092 | 2.23678 | 2.22568 | 2.21673 |
| 20 | 2.28732 | 2.24929 | 2.22336 | 2.20453 | 2.19023 | 2.17900 | 2.16994 |
| 21 | 2.24648 | 2.20812 | 2.18194 | 2.16292 | 2.14847 | 2.13712 | 2.12796 |
| 22 | 2.20968 | 2.17101 | 2.14459 | 2.12539 | 2.11079 | 2.09931 | 2.09006 |
| 23 | 2.17634 | 2.13737 | 2.11073 | 2.09134 | 2.07660 | 2.06501 | 2.05565 |
| 24 | 2.14600 | 2.10674 | 2.07987 | 2.06032 | 2.04543 | 2.03373 | 2.02427 |
| 25 | 2.11826 | 2.07872 | 2.05164 | 2.03191 | 2.01690 | 2.00508 | 1.99553 |
| 26 | 2.09280 | 2.05299 | 2.02570 | 2.00581 | 1.99066 | 1.97874 | 1.96910 |
| 27 | 2.06934 | 2.02927 | 2.00178 | 1.98173 | 1.96646 | 1.95443 | 1.94470 |
| 28 | 2.04766 | 2.00733 | 1.97965 | 1.95945 | 1.94405 | 1.93192 | 1.92211 |
| 29 | 2.02756 | 1.98699 | 1.95912 | 1.93877 | 1.92325 | 1.91102 | 1.90112 |
| 30 | 2.00887 | 1.96806 | 1.94001 | 1.91951 | 1.90388 | 1.89155 | 1.88157 |
| 40 | 1.87520 | 1.83238 | 1.80277 | 1.78103 | 1.76437 | 1.75119 | 1.74050 |
| 50 | 1.79627 | 1.75195 | 1.72114 | 1.69843 | 1.68097 | 1.66712 | 1.65585 |
| 60 | 1.74405 | 1.69855 | 1.66679 | 1.64330 | 1.62519 | 1.61078 | 1.59904 |
| 70 | 1.70687 | 1.66043 | 1.62790 | 1.60377 | 1.58512 | 1.57025 | 1.55811 |
| 80 | 1.67904 | 1.63182 | 1.59866 | 1.57399 | 1.55488 | 1.53962 | 1.52714 |
| 90 | 1.65741 | 1.60955 | 1.57584 | 1.55072 | 1.53122 | 1.51562 | 1.50284 |
| 100 | 1.64011 | 1.59169 | 1.55753 | 1.53201 | 1.51218 | 1.49629 | 1.48325 |

## 3. t-分布表

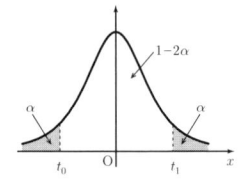

| $n$ \ $\alpha$ | 0.250 | 0.100 | 0.050 | 0.025 | 0.010 | 0.005 |
|---|---|---|---|---|---|---|
| 1 | 1.00000 | 3.07768 | 6.31375 | 12.70620 | 31.82052 | 63.65674 |
| 2 | 0.81650 | 1.88562 | 2.91999 | 4.30265 | 6.96456 | 9.92484 |
| 3 | 0.76489 | 1.63774 | 2.35336 | 3.18245 | 4.54070 | 5.84091 |
| 4 | 0.74070 | 1.53321 | 2.13185 | 2.77645 | 3.74695 | 4.60409 |
| 5 | 0.72669 | 1.47588 | 2.01505 | 2.57058 | 3.36493 | 4.03214 |
| 6 | 0.71756 | 1.43976 | 1.94318 | 2.44691 | 3.14267 | 3.70743 |
| 7 | 0.71114 | 1.41492 | 1.89458 | 2.36462 | 2.99795 | 3.49948 |
| 8 | 0.70639 | 1.39682 | 1.85955 | 2.30600 | 2.89646 | 3.35539 |
| 9 | 0.70272 | 1.38303 | 1.83311 | 2.26216 | 2.82144 | 3.24984 |
| 10 | 0.69981 | 1.37218 | 1.81246 | 2.22814 | 2.76377 | 3.16927 |
| 11 | 0.69745 | 1.36343 | 1.79588 | 2.20099 | 2.71808 | 3.10581 |
| 12 | 0.69548 | 1.35622 | 1.78229 | 2.17881 | 2.68100 | 3.05454 |
| 13 | 0.69383 | 1.35017 | 1.77093 | 2.16037 | 2.65031 | 3.01228 |
| 14 | 0.69242 | 1.34503 | 1.76131 | 2.14479 | 2.62449 | 2.97684 |
| 15 | 0.69120 | 1.34061 | 1.75305 | 2.13145 | 2.60248 | 2.94671 |
| 16 | 0.69013 | 1.33676 | 1.74588 | 2.11991 | 2.58349 | 2.92078 |
| 17 | 0.68920 | 1.33338 | 1.73961 | 2.10982 | 2.56693 | 2.89823 |
| 18 | 0.68836 | 1.33039 | 1.73406 | 2.10092 | 2.55238 | 2.87844 |
| 19 | 0.68762 | 1.32773 | 1.72913 | 2.09302 | 2.53948 | 2.86093 |
| 20 | 0.68695 | 1.32534 | 1.72472 | 2.08596 | 2.52798 | 2.84534 |
| 21 | 0.68635 | 1.32319 | 1.72074 | 2.07961 | 2.51765 | 2.83136 |
| 22 | 0.68581 | 1.32124 | 1.71714 | 2.07387 | 2.50832 | 2.81876 |
| 23 | 0.68531 | 1.31946 | 1.71387 | 2.06866 | 2.49987 | 2.80734 |
| 24 | 0.68485 | 1.31784 | 1.71088 | 2.06390 | 2.49216 | 2.79694 |
| 25 | 0.68443 | 1.31635 | 1.70814 | 2.05954 | 2.48511 | 2.78744 |
| 26 | 0.68404 | 1.31497 | 1.70562 | 2.05553 | 2.47863 | 2.77871 |
| 27 | 0.68368 | 1.31370 | 1.70329 | 2.05183 | 2.47266 | 2.77068 |
| 28 | 0.68335 | 1.31253 | 1.70113 | 2.04841 | 2.46714 | 2.76326 |
| 29 | 0.68304 | 1.31143 | 1.69913 | 2.04523 | 2.46202 | 2.75639 |
| 30 | 0.68276 | 1.31042 | 1.69726 | 2.04227 | 2.45726 | 2.75000 |
| 40 | 0.68067 | 1.30308 | 1.68385 | 2.02108 | 2.42326 | 2.70446 |
| 50 | 0.67943 | 1.29871 | 1.67591 | 2.00856 | 2.40327 | 2.67779 |
| 60 | 0.67860 | 1.29582 | 1.67065 | 2.00030 | 2.39012 | 2.66028 |
| 70 | 0.67801 | 1.29376 | 1.66691 | 1.99444 | 2.38081 | 2.64790 |
| 80 | 0.67757 | 1.29222 | 1.66412 | 1.99006 | 2.37387 | 2.63869 |
| 90 | 0.67723 | 1.29103 | 1.66196 | 1.98667 | 2.36850 | 2.63157 |
| 100 | 0.67695 | 1.29007 | 1.66023 | 1.98397 | 2.36422 | 2.62589 |

# 索引

## あ行

因果関係　75
上側確率　47, 48
上側検定　48
ウェルチの方法　64
F-検定　54
　　FTEST　102
F-分布　52, 115
　　——の自由度　53

## か行

階級　90
$\chi^2$-分布　42, 113, 116
　　CHIDIST　101
　　——の自由度　43
ガウス記号　65
ガウス分布　42
確率が分布している　26
確率分布　26, 47
確率変数　25, 27
関数　27
観測度数　45
ガンマ関数　113
規格化変換　116
棄却　48
棄却域　48
記述統計　1, 10
期待値 $E[S^2]$　31, 32

期待度数　46
基本統計量　8, 17
帰無仮説 $H_0$　48
共分散　77
区間と区間幅の決め方　7
合計　2, 17
誤差分布　42

## さ行

最小値 MIN　90
最大値 MAX　90
散布図　76
散布度　5
$\sum$ (シグマ)　3
実現値　11, 24, 25
自由度　42, 53, 60
推測統計　11
正規分布　42, 114
正の相関　76
セルの個数を数える COUNT　87
セル範囲　87
全数調査　10
相関係数　76
相対度数　14
総和 (合計)　2
　　SUM　89

## た行

代表値　2

縦棒グラフ　7, 14
中央値　2, 3
　MODE　90
柱状グラフ　93
t-検定　62
　TTEST　103
t-分布　60, 116
　TDIST　111
　——の自由度　60
統計的検定　48
統計量　27
等分散の検定　56, 66, 102
独立性　47
　——の検定　39, 48, 49, 114
度数　7
度数分布表　7, 90
　FREQUENCY　92

## は 行

引数　20, 87
ヒストグラム　93, 97
非復元抽出　11
標準正規分布　42
標準偏差　6, 20
　STDEVP　99
標本　10, 11
　——の大きさ　11
標本相関係数　76, 79
　CORREL　111
標本値　11
標本分散　11, 27, 116
　VARP　100
　——の平均　36
標本分布　29
標本平均　11, 27
　——の平均　31

標本変量　27
　——の関数　27
復元抽出　11
負の相関　76
不偏標準偏差 STDEV　100
不偏分散 $U^2$　27, 31, 32, 116
　VAR　100
　——の平均　36
分散　5, 18, 26
　VARP　89
分布　23
平均　2, 18, 26
　AVERAGE　89
平方根 SQRT　20
ベータ関数　115
偏差　5
母集団　10, 99
　——分布　29
母数　11
母相関係数　76, 83
母分散　11, 30
母平均　11, 29
　——の差の検定　62

## ま 行

無関係　47
無限母集団　10
無作為抽出　11
無相関　83
　——の検定　111
メジアン　3

## や 行

有意水準　48
有意な差がある　48
有限母集団　10

索　引

要素　10

### ら　行

離散確率変数　40
離散確率密度関数　40
離散分布　40
両側検定　54, 56
連続確率変数　42
連続確率密度関数　42
連続分布　42

著 者 略 歴

服　部　雄　一
　はっ　とり　ゆう　いち

1981年　京都大学大学院工学研究科修士
　　　　課程修了
　　　　神戸市立工業高等専門学校講師
　　　　（常勤），同校助教授
1992年　甲南大学助教授
　　　　同大学教授，
　　　　この間，情報教育研究センター
　　　　所長，学長補佐および大学企画
　　　　室長，国立循環器病センター客
　　　　員研究員（1999年8月－2000年
　　　　3月）等を経て
現　在　神戸市看護大学看護学部および
　　　　大学院看護学研究科教授，情報
　　　　センター長
　　　　工学博士（京都大学）

Ⓒ　服部雄一　2012

2012年6月25日　初版発行

看護系のための統計入門

著　者　服部雄一
発行者　山本　格

発行所　株式会社　培風館
東京都千代田区九段南4-3-12・郵便番号102-8260
電話(03)3262-5256(代表)・振替00140-7-44725

D.T.P. アベリー・平文社印刷・牧 製本

PRINTED IN JAPAN

ISBN 978-4-563-01013-3 C3033